Abnehmen im Spaziergang:

Schlank spazieren + Selbstmotivation (Bundle)

Lisa Seifert

Schlank spazieren:

Wie Sie mit 10'000 Schritten pro Tag abnehmen, fit bleiben und gesünder Leben.

Lisa Seifert

Stehen Sie auch jeden Morgen auf der Waage und sind gefrustet über die Zahl, die vor Ihnen erscheint? Irgendwie will das Gewicht nicht runter und dies ist schon die gefühlt hundertste Diät, die Sie ausprobiert haben. Wenn Ihnen bei Low-Carb und Paleo schon die Haare zu Berge stehen, wissen Sie, dass es an der Zeit ist, von den Diäten und der Jojo-Falle wegzukommen. Und auch wenn Sie noch keine Diät ausprobiert haben und sich vorgenommen haben abzunehmen, sind Sie hier genau richtig. Dieses Buch beschäftigt sich nicht mit Diäten und dem schnellsten Abnehmerfolg. Hier geht es darum, dass man langfristige Erfolge erzielen kann und sein Essverhalten umstellt. Doch das heißt nicht, dass man weniger Essen soll, ganz im Gegenteil! Es kommt einfach darauf an, was man isst. Doch neben den Ernährungstipps, geht es hauptsächlich darum, wie Sie durch Hinzufügen von Bewegung im Alltag schon den größten Teil Ihres Zieles erreichen können. Sie müssen jetzt nicht zur Sportskanone mutieren und sich als Ziel den diesjährigen Marathon setzen. Nein, es geht darum, dass Sie das Fahrrad zum Einkaufen nehmen oder zwischendurch das Auto zuhause lassen und den Bus nehmen. Doch zu all denn Dingen etwas später. Zuerst einmal sollten Sie sich selbst fragen, wieso Sie abnehmen wollen. Was ist Ihr Beweggrund, Ihre Motivation? Machen Sie dies für sich selbst, für Ihren Partner oder weil Sie einen gesellschaftlichen Druck verspüren? Es ist wichtig, dass Sie sich diese Fragen beantworten bevor Sie überhaupt weiterlesen. Denn wenn Sie all den kommenden Aufwand aus falschen Beweggründen betreiben, werden Sie nicht weit kommen und definitiv nicht glücklich sein.

Es kommt immer darauf an wieso man abnehmen will. Wenn es um Ihre Gesundheit geht, gibt es kein Pardon, da müssen Sie etwas gegen Ihren ungesunden Lebensstil tun. Wenn Sie stark an Übergewicht leiden, dann bringt es Ihnen und vor allem Ihrer Gesundheit nichts, wenn Sie mit Ihrer jetzigen Lage zufrieden sind. Meist ist es nicht Zufriedenheit, die Sie verspüren, sondern Komfort, von dem Sie sich nicht trennen können. Doch genau darum geht es auch in diesem Buch: dass man sich etwas traut und endlich seine Komfortzone verlässt. Geben Sie nicht auf, nur, weil es bis jetzt nicht geklappt hat. Mit Hilfe dieses Buches kann jeder in seinem Tempo abnehmen und dies alles ohne sich selbst Stress zu machen und im Weg zu stehen.

Wenn Sie jedoch normal gewichtig sind und trotzdem Probleme mit Ihrem Äußeren haben, müssen Sie sich einmal fragen, ob Sie mit ein paar Kilos weniger glücklicher werden. Und wenn Sie dann das Traumgewicht erreicht haben, was wird sich grundsätzlich in Ihrem Leben ändern? Man sollte vor allem darauf achten, wo die Problemzonen liegen. Wenn Sie eine schlanke Person sind, die aber schon immer mit einem kleinen Bäuchlein zu kämpfen hatten, wäre es vielleicht an der Zeit das kleine Bäuchlein zu akzeptieren. Denn es ist bis heute umstritten, ob man überhaupt an bestimmten Stellen abnehmen kann. Grundsätzlich sagt die Mehrheit der Experten, dass dies nicht möglich ist und man gesamthaft abnehmen muss um Veränderungen zu bemerken. Wenn Sie nun ein bisschen Speck am Bauch haben, können Sie dieses Fett nicht in Muskeln umwandeln. Sie müssten das Fett loswerden und gleichzeitig Muskeln aufbauen. Dies ist durchaus möglich, doch um dieses Ziel zu erreichen, ist dieses Buch nicht geeignet. Denn für einen flachen Bauch braucht es eine komplette Ernährungsumstellung und gezielte Übungen dazu. Wenn Sie sich intensiv mit dem Thema Sport beschäftigen möchten, sollten Sie sich beispielsweise im Fitnessstudio beraten lassen und sich dort individuelle Tipps zum weiteren Weg holen.

Auf die Frage, für wen Sie den Aufwand betreiben würden, gibt es nur eine richtige Antwort: für sich selbst. Wenn Sie eine normal gewichtige und gesunde Person sind und tief in Ihr Inneres gehen und sich fragen, ob Sie persönlich, nicht Ihr Partner oder die Modeindustrie, zufrieden mit Ihrem Körper sind und die Antwort auch nur vielleicht „ja" heißen könnte, überlegen Sie sich die Sache nochmals gründlich.

Doch für wen ist dann dieses Buch geeignet? Für all diejenigen Leser unter Ihnen, die mehr Bewegung und Gesundheit in Ihr Leben bringen wollen und die schon lange mit Ihrem Körpergewicht zu kämpfen haben und dies als eine Last empfinden. Vor allem aber ist es geeignet für Anfänger, die bis jetzt keine oder wenig Erfahrungen mit Bewegung und Sport sowie gesunder Ernährung gemacht haben. Trauen Sie sich einfach einmal etwas Neues auszuprobieren.

Inhaltsverzeichnis

Kapitel 1 – Ziele setzen

Schon in der Einleitung wurden Sie aufgefordert über Ihre Beweggründe zum Abnehmen nachzudenken. Wenn Sie nun gründlich darüber nachgedacht und sich entschieden haben, geht es darum ein Ziel zu setzen. Wie viel möchten Sie abnehmen? Wie lange wollen Sie sich dafür Zeit nehmen? Bevor Sie diese zwei Fragen beantworten, müssen Sie sich im Klaren sein, dass, wenn Sie sich dazu entschieden haben abzunehmen, Sie einen langen Weg einschlagen. Sie werden von heute auf morgen nicht schlanker und gesünder sein können, da müssen Sie schon in Monaten rechnen. Doch das ist auch O.K., denn wenn es das ist, was Sie persönlich wirklich wollen, ist es denn Aufwand auf jeden Fall wert.

Ein realistisches und vor allem Gesundheitsschonendes Ziel sind 0.5 kg pro Woche. Das klingt zwar nach wenig, jedoch ist es je nachdem mit der Zeit gar nicht mehr so einfach noch weiter abzunehmen. Von dem her ist es besser, wenn Sie klein, aber dafür konstant arbeiten und nicht innerhalb weniger Wochen etliche Kilos verlieren. Denn ein plötzlicher Gewichtsverlust birgt gleich mehrere negative Folgen:

Der Jojo-Effekt (schnell abnehmen, dadurch wieder zunehmen und mehr wiegen als vor der Diät) ist praktisch vorprogrammiert. Wenn man schnell viele Kilos abnimmt, hat man meist wenig gegessen in Kombination mit viel Sport. Dies ist der erste Fehler, denn viele motivierte Abnehmerkandidaten begehen. Denn wenn man Sport betreibt, sollte man dem Körper auch genug Energie zuführen (zur Ernährung, siehe Kapitel 15-19). Ansonsten holt sich der Körper irgendwann die nötige Energie, was dann in Fressattacken resultiert. Und schlussendlich hat sich der Aufwand nicht gelohnt und man hat sogar noch zugenommen.

Die zweite Gefahr ist die schlaffe Haut. Wenn man stark an Übergewicht leidet, hat sich mit den Jahren der Gewichtszunahme die Haut ausgedehnt und es braucht seine Zeit bis sich die Haut an den neuen Körper anpasst. Wenn man nun zu schnell abnimmt, geht die Körpermasse zwar zurück, jedoch bleibt die überschüssige Haut.

Ein weiteres Risiko ist die Verschlechterung des eigenen Wohlbefindens. Wenn man viel Sport macht und wenig isst, leidet der Kreislauf darunter und man hat ständig kalt, da der Körper nicht mehr so stark durchblutet wird. Zudem fühlt man sich häufig müde und schlaf.

Wie Sie sehen, ist Geduld das A und O wenn es um langfristig effektives Abnehmen geht und um seine Gesundheit zu schonen.

Da Sie nun wissen, dass Sie sich an die 0.5 kg-Grenze pro Woche halten sollen, können Sie nun berechnen wie lange es theoretisch gehen würde bis Sie Ihr Traumgewicht erreichen. Holen Sie dafür Ihren Kalender hervor und tragen Sie das Datum ein. Nun sollte dieses Datum kein fixer Punkt sein, an dem Sie Ihr Ziel erreichen müssen. Dies sollte als bloße Orientation dienen, damit Sie einen

Überblick über die kommenden Monate haben. Wenn Sie es bis zu diesem Datum nicht ganz bis auf Ihr Traumgewicht schaffen, geht davon die Welt auch nicht unter. Das Wichtigste ist, dass Sie sich selbst keinen Druck machen und die Sache motiviert, aber doch mit einer gewissen Lockerheit angehen. Wenn Sie sich zu viel Druck machen, kommen Sie nicht vorwärts. Schließlich muss der Körper sich auch ausruhen können um am nächsten Tag seine volle Leistung erbringen zu können.

Kapitel 2 – Wie Sie motiviert bleiben

All diejenigen unter Ihnen, die schon einmal eine Diät ausprobiert haben, wissen wie nervenaufreibend die ganze Sache sein kann. Es gibt Tage, an denen die Motivation so im Keller ist, dass das Aufstehen aus dem Bett schon eine riesige Herausforderung darstellt. Schlimmstenfalls sieht man keinen Sinn und Zweck in der ganzen Sache, bricht die Diät ab und fängt wieder mit den alten Gewohnheiten an. Doch um genau solch einen Fall von Motivation zu verhindern, gibt es viele Tricks und Tipps:

Schreiben Sie sich auf wieso Sie abnehmen wollen und hängen Sie den Zettel dort auf, wo Sie ihn jeden Tag sehen; am besten am Badezimmerspiegel oder am Kühlschrank.

Schreiben Sie Ihre Erfolge auf und seien sie noch so klein. So haben Sie die Übersicht über das, was Sie schon erreicht haben und können bei schlechten Tagen einen Blick reinwerfen und sich vergewissern, dass Sie schon viel mehr erreicht haben, als Ihnen bewusst ist.

Lassen Sie sich von anderen motivieren. Sagen Sie Ihren Freunden und Verwandten, dass Sie abnehmen möchten und bitten Sie um Unterstützung. Trauen Sie sich ruhig zwischendurch den Frust herauszulassen und sich Tipps von anderen zu holen. Denn wie ja bekanntlich jeder weiß, ist geteiltes Leid auch gleichzeitig halbes Leid.

Machen Sie ein Fitnessstudio Abo oder schreiben Sie sich in sonst irgendeinem Club oder Verein ein. Doch bis zu diesem Zeitpunkt ist es wichtig, dass Sie sich bewusst werden, dass Verpflichtungen nichts Schlechtes sind. Dadurch, dass Sie feste Termine haben, wird es Ihnen viel schwerer Fallen diese zu missen.

Kapitel 3 – Wieso Laufen und nicht etwa Joggen?

Es gibt etliche Sportarten, von Joggen bis Klettern ist alles dabei. Wieso also erzählt dieses Buch dann gerade vom Laufen, wären da andere Sportarten nicht effizienter? Viele Menschen unterschätzen das Laufen, da wir das ja irgendwo durch jeden Tag machen. Doch genau so wird auch überschätzt wie viel man am Tag läuft. Um sich das vor Augen zu führen, sollte man ein paar Tage hintereinander den Schrittzähler bei sich tragen und bald schon merkt man, dass man nach einem Tag im Büro fast keine Bewegung erlebt hat. Vor allem aber ist Laufen der perfekte Einstieg für alle Sportmuffel. Man kann nicht plötzlich anfangen zu joggen, wenn man vorher kaum aus dem Bürostuhl herausgekommen ist. Zudem sind Joggen und alle anderen Sportarten die mit viel Belastung auf den Gelenken verbunden und dadurch nicht für jedermann geeignet. Schwimmen wäre da noch eine schonende Variante. Doch nicht jeder ist ein Freund vom kühlen Nass und zudem ist Schwimmen auch immer mit einem großen Zeitaufwand verbunden. Fürs Joggen braucht es viele Voraussetzungen, die dann vor allem Menschen im höheren Alter nicht mehr erfüllen können. Wenn man Probleme mit den Gelenken hat, verschlimmern sich diese meist durchs Joggen nur noch mehr. Aber auch für stark übergewichtige Menschen liegt am Anfang joggen nicht drin. Denn für schwere Menschen ist es viel anstrengender viel Masse in Bewegung zu setzen als für schlanke. Zudem kommt noch dazu, dass das viele Gewicht beim

Rennen stark auf die Gelenke drückt und schlimmstenfalls zu Gelenkproblemen führen kann.

Wie Sie sehen ist Laufen eine schonende und sichere Variante um sich entweder an den Sport heranzutasten oder aber den Sport zu ersetzen, wenn man körperlich nicht in der Lage ist mehr zu leisten. Der größte Vorteil jedoch ist, dass man das Laufen perfekt in den Alltag integrieren kann und nicht viel mehr Zeit aufwänden muss als wenn man eine fixe Sportart betreiben würde. Hier ein Beispiel: Wenn Sie eine Stunde langsam Fahrrad fahren entspricht dies ungefähr 7'500 Schritten. Es ist verständlich, dass es für viele Berufstätige und Eltern schwierig ist sich, neben all den Verpflichtungen, mindestens eine Stunde pro Tag noch frei zu nehmen für Sport.

Kapitel 4 - Wieso gerade 10'000 Schritte?

Forscher beschäftigen sich schon seit langem damit, wie viel Sport und Bewegung für einen Menschen nötig sind um gesund und fit zu bleiben. Etliche Studien wurden schon durchgeführt und vieles postuliert. Doch schlussendlich kam man zur Erkenntnis, dass auch schon eine halbe Stunde Sport am Tag ausreichen würde um was für seine Gesundheit zu leisten. Doch statt jeden Tag aktiv Sport zu betreiben, kann man dies eben tun, indem man die 10'000 Schritte pro Tag absolviert. Mit dieser Anzahl von Schritten ist Ihr täglicher Bedarf an Bewegung mit Sicherheit gedeckt.

Hier nur ein paar von vielen Vorteilen für Ihren Körper:

- Beugt Herzkreislauferkrankungen vor

- Wirkt stimmungsaufhellend

- Bei Herzprobleme, Diabetes, Rückenbeschwerden, Depressionen lindert es die Symptome

- Führt zu einem guten Schlaf

Neben all den körperlichen Vorzügen, gibt es auch noch Vorteile für die Umwelt: Dadurch, dass Sie das Auto öfters stehen lassen und mehr zu Fuß erledigen, tun Sie der Umwelt auch was Gutes.

Zudem werden Sie sicher weniger im Stau stecken oder Arm an Arm an Ihrem Sitznachbarn im Bus kleben.

Kapitel 5 – Annäherung an die 10'000 Schritte

Das Ziel dieses Buches ist es ja, dass Sie durch das Einbauen von Bewegung in Ihren Alltag und einer langfristigen Ernährungsumstellung gesund an Gewicht verlieren. Da Sie sich nun im Klaren über Ihre Ziele sind und wohin Sie arbeiten müssen, geht es darum Bewegung in den Alltag zu bringen. Niemand erwartet von Ihnen, dass Sie von heute auf morgen die Zehntausend-Marke knacken. Wenn Sie sich bis jetzt fast gar nicht bewegt haben im Alltag, bleibt Ihnen nach all den tausend Schritten nur ein übler Muskelkater und eine gedämpfte Motivation. Daher ist es wichtig, dass Sie mit den Grundlagen anfangen: Überlegen Sie sich zuerst einmal wo Sie Bewegung einbauen könnten. Fahren Sie beispielsweise Bus? Perfekt, dann können Sie jeden Morgen eine Station vorher aussteigen und laufen. Hier unten finden Sie Tipps wie Sie Bewegung in den Alltag bringen können, egal ob Pendler oder Autofahrer:

- Für Autofahrer:

Wer jeden Tag eine lange Strecke bis zum Arbeitsplatz mit dem Auto zurücklegen muss, kann sich wahrscheinlich nur schwer vorstellen, dass es gut möglich ist da noch Bewegung einzubauen. Doch es funktioniert sehr gut. Dazu müssen Sie sich nur über Parkplätze in der weiteren Umgebung Ihrer Arbeitsstelle informieren. So können Sie am Morgen Ihr Auto einfach circa 1 km entfernt vom Gebäude abstellen und loslaufen. Wenn Sie im Schritttempo laufen, schaffen Sie den Kilometer locker in 10 Minuten. Somit haben Sie am Morgen schon gute 1400 – 1700 Schritten zurückgelegt (dies ist natürlich von Person zu Person unterschiedlich, da es von der persönlichen, durchschnittlichen Schrittlänge abhängt. Wie Sie die Schrittanzahl messen können, finden Sie im Kapitel 7).

- Für Pendler:

Für die Pendler sieht es in puncto Bewegungseinführung schon viel einfacher aus als für die Autofahrer. Steigen Sie beim Busfahren einfach eine bis zwei Stationen früher aus und laufen Sie noch die restliche Strecke. Für diejenigen, die Zug fahren, lässt sich dies nicht so einfach umsetzen. Wenn Sie da bis zur nächsten Station laufen wollen, sind Sie wahrscheinlich schon verschwitzt bis Sie überhaupt einen Schritt ins Gebäude gewagt haben. Dazu gibt es folgende Alternativen: Wenn Sie ein solides Fahrrad besitzen und auch noch gerne fahren, nehmen Sie es einfach mit in den Zug! Das Fahren von der einen zur nächsten Station erweist sich dann als Klacks und Sie können es gemütlich nehmen. (Denken Sie dabei unbedingt daran, dass Sie im öffentlichen Verkehr nicht nur ein Ticket für sich selbst, sondern auch für Ihr Fahrrad lösen müssen!) und ansonsten gilt auch für Sie das Gleiche wie für die Busfahrer: meist liegt der Bahnhof nicht vor der Haustüre und der Arbeitsplatz nicht am Bahnhof. Nutzen Sie auch diese kleinen Gelegenheiten um zu laufen, auch wenn es nicht nach viel aussieht.

ABNEHMEN IM SPAZIERGANG:

- Für Stubenhocker am Mittag:

Viele Menschen, die im Büro arbeiten, gehen über Mittag entweder auswärts essen oder in die Mensa. Doch meist setzt man sich nach höchstens fünf Minuten laufen schon in seinen Stuhl und sitzt den ganzen Mittag durch. Doch wie wäre es mal seine Arbeitskollegen zu überreden ein neues Lokal auszuprobieren, dass etwas weiter weg ist? Sie werden sehen. Wie das Beine vertreten nach einem ganzen Morgen sitzen guttun kann. Wenn Sie aber etwas von zu Hause mitnehmen und nicht auswärts essen, können Sie ja in einen schönen Park in der Nähe aufsuchen, am Fluss oder einem Bach essen. Das wirkt nicht nur entspannend, Sie haben auch noch eine schöne Aussicht beim Essen.

- Für Büromuffel

Nach dem Mittagessen geht es meist so weiter wie am Morgen: man sitzt und sitzt und sitzt. Viele bewegen sich praktisch nicht, außer wenn Ihre Finger auf der Computertastatur tippen. Daher hört man auch häufig von Rückenbeschwerden im Büro und daran ist das Sitzen schuld. Dadurch bildet sich langsam die Rückenmuskulatur zurück und bietet dem Rücken so nicht mehr viel Halt und andererseits verspannt sich irgendwann die Muskulatur vom vielen Sitzen. Um dem entgegenzuwirken, sollte man am besten jede Stunde kurz aufstehen und raus an die frische Luft gehen oder sich sonst im Büro kurz die Beine vertreten. Ein paar wenige Minuten können schon Wunder bewirken. Beim Aufstehen können Sie auch gleich das Zimmer etwas durchlüften, dadurch kommt wieder Sauerstoff in den Raum und man fühlt sich dann weniger müde.

- Das Lift fahren existiert für Sie nicht mehr

Treppenlaufen, manche schwitzen schon alleine beim Gedanken drei Stockwerke hoch ins Büro zu laufen. Doch ab jetzt sollten Sie sich mit den Treppen anfreunden und anfangen diese zu benutzen. Diese sind eine ideale Methode um zwischendurch zu trainieren und Ihr bald wohlgeformtes Gesäß wird es Ihnen danken. Sie müssen ja nicht gleich die drei Stockwerke auf einmal laufen, Sie können ja langsam anfangen indem Sie zwei Stockwerke Lift fahren und den letzten mit den Treppen erreichen.

Mit all diesen Tipps können Sie einfach einmal anfangen sich etwas mehr zu bewegen. Bis zu diesem Zeitpunkt geht es noch gar nicht darum die Schritte zu zählen, Sie sollen sich einfach einmal an die neuen Laufumstände gewöhnen und sehen wie es sich anfühlt. Schon nach einer Woche, zwei, wenn Sie sich etwas gewöhnt haben, werden Sie die positiven Effekte von der Bewegung spüren. Durch Bewegung wird der Körper besser durchblutet, die Organe besser versorgt und Ihr ganzer Kreislauf kommt in Schwung.

Kapitel 6 – Das richtige Schuhwerk und die 1x1-Blasenvorsorge

Nach ein paar Tagen werden Sie schon schnell gemerkt haben welche Schuhe fürs Laufen geeignet sind und welche nicht. Wenn man als Frau wegen des Berufs hohe Schuhe tragen muss, gestaltet sich alleine schon der Weg zur Arbeit als Qual. Aber auch als Mann gibt es schicke Schuhe, die toll zu einem Anzug passen jedoch komplett ungeeignet fürs Laufen sind. Daher sollten Sie sich ein gutes Paar Schuhe zulegen. Sie müssen nicht den ganzen Tag in denen laufen. Ziehen Sie die Schuhe am Morgen zur Arbeit an und am Abend zum Nachhause gehen, in der Zwischenzeit können Sie ja Ihre Arbeitsschuhe mitnehmen und diese während der Arbeitszeit tragen. Nun ist die Frage nach der Wahl des Schuhs. Falls Sie noch keine Lauf-Schuhe besitzen, ist es nun schleunigst an der Zeit, dass Sie sich welche anschaffen. Dabei sollten Sie sich am besten in einem Sportgeschäft beraten lassen. Viele Geschäfte bieten gratis Laufanalysen an. Dabei können Sie sich im Vorfeld ein paar verschiedene Modelle zeigen lassen und dann werden Sie aufs Laufband geschickt. Keine Angst, Sie müssen nicht minutenlang auf dem Band rennen. Das Band kann auf Schritttempo eingestellt werden und eine Kamera filmt dann beim Laufen Ihre Füße und wie Sie mit den Schuhen laufen. So kann der perfekte Schuh für Ihren Fuß ermittelte werden, in dem Sie eine gerade Haltung haben und nicht krumm laufen. Nur weil ein Schuh im Laden sitzt, heißt das noch lange nicht, dass er den Füssen und dem Rücken guttut. Seien Sie bei der Wahl des Schuhs lieber etwas kritischer als sonst! Sobald es irgendwo nur ein bisschen zwickt, legen Sie den Schuh weg. Denn wenn er schon bei minimaler Bewegung nicht ideal erscheint, werden die 10'000 Schritte sich später als rein Tortur herausstellen. In einem Sportgeschäft sollten sich Schuhe von jeder Preisklasse finden lassen. Seien Sie von Anfang an offen und teilen Sie dem Berater Ihre Preisklasse mit und fragen Sie auch nach Rabatten nach. Einen guten Laufschuh kann man auch schon unter 100.- Franken finden. Lassen Sie sich dabei nicht von der Marke täuschen, nur, weil Sie den Schuh häufig in der Werbung sehen. Ein Laufschuh von der Eigenmarke des Geschäfts kann genau so gut, wenn nicht noch besser für Sie sein und Sie sparen einiges an Geld. Greifen Sie jedoch auch nicht zu einem allzu billigen Modell, denn das teurere ist häufig besser gepolstert und passt sich dem Fuß besser an. Doch dies ist auch von Modell zu Modell unterschiedlich. Zögern Sie daher nicht die Beratung mit Fragen zu löchern und sich so lange Schuhe zeigen zu lassen, bis Sie den perfekten Schuh gefunden haben. Denn immerhin werden Sie diesen noch einige Jahre tragen. Die Hauptfunktion, die der Laufschuh erfüllt, ist, dass er Ihren Rücken und Füße beim Laufen schont und vor allem unterstützend wirkt. Bei einem klobigen Modell läuft man je nachdem etwas krumm oder benutzt nicht die volle Fußfläche zum Abstehen.

Wer schnell zu Blasenbildung an den Füßen neigt, sollte sich gleich noch ein paar Sportsocken dazu kaufen. Diese sind dicker als normale Socken und verhindern so Blasenbildung. Zwar sehen die weißen, groben Socken nicht sehr ansprechend aus und man schwitzt sehr schnell darin, doch Ihre Füße werden es Ihnen danken! Falls sich jedoch trotzdem eine Blase bilden sollte, ist es zu empfehlen immer ein paar Blasenpflaster dabei zu haben. Diese können Sie gleich an die gereizte Stelle kleben, dadurch sollte verhindert werden, dass die Blase weiter anwächst und durch die dicke Polsterung der Pflaster mildert es den Schmerz beim Laufen.

Wenn sich die Blase stark mit Flüssigkeit gefüllt hat, sollten Sie die Blase so schnell wie möglich mit einer Nadel aufstehen und die Flüssigkeit rausfließen lassen. Dadurch heilt die Blase am schnellsten. Achten Sie unbedingt darauf, dass Sie die Nadel, Ihre Hände und die Blase vorher gut desinfizieren! Danach können Sie die Blase mit einem Pflaster abkleben. Schon nach einigen Tagen sollte die aufgestochene Blase mit der Haut verwachsen. Schneiden Sie dabei nie die überschüssige Haut von der Blase weg! Dadurch dauert es viel länger bis die betroffene Stelle zuwächst und Sie haben nur eine große Wunde gemacht.

Kapitel 7 – Welche Messmethode eignet sich am besten?

Wenn Sie mal nach Schrittzählern im Internet googeln, werden Sie schnell von all den Angeboten überrollt und es ist schwierig den Überblick zu behalten. Dieses Kapitel soll Ihnen helfen die geeignetste Methode fürs Schrittzählen zu finden. Denn es gibt nicht nur kleine Helfer aus dem Sportladen, sondern auch mehr als genug Apps, die Sie kurz auf dem Handy installieren müssen und schon können Sie loslaufen.

Doch fangen wir zuerst einmal mit den Basics an: Wie funktioniert ein klassischer Schrittzähler?

Es gibt zwei Arten von Schrittzählern, die mechanischen und die technischen. Bei der mechanischen Variante ist eine kleine Kugel eingesetzt, die sich bei jedem Schritt von der einen Seite zur anderen bewegt. Der Nachteil an diesem Mechanismus ist, dass viel schneller Ungenauigkeiten entstehen können. Wenn man beispielsweise den Körper zu wenig bewegt, registriert es womöglich einige Schritte nicht und wenn man auf unebene Gelände unterwegs ist, zu viele Schritte gezählt werden. Viel besser dagegen eignen sich die modernen Schrittzähler, die mit einem Mikrosystem ausgestattet sind. Hier ermittelt der Schrittzähler die Anzahl Schritte, indem die Neigung des Gerätes miteinbezogen wird und so viel weniger Fehler entstehen. Doch nun ist noch die Frage an welchem Körperteil das Anbringen des Schrittzählers am effizientesten ist.

Die sicherste und praktischste Methode um genau Schritte zu zählen ist der Schuh. Nike beispielsweise hat eine ganze Kollektion herausgebracht (Nike+), die einen eingebauten Platz im Schuh hat, wo man den Mikrochip einsetzen kann. Danach kann der Chip mit dem Handy (dazu einfach das Nike+ App herunterladen) oder dem iPod über Nike+ verbunden werden und so die Schritte gezählt werden. Der Vorteil hier ist, dass man erstens nichts zusätzliches an den Körper anbringen muss, dass eventuell störend wirken kann. Zweitens ist es ideal für iPod-Benutzer geeignet, die während dem Musikhören ihre Schrittzahl im Auge behalten wollen. Neben Nike gibt es auch noch etliche Firmen, die beispielsweise kleine Geräte anbieten (Fitbit wäre so ein Hersteller), die man laut dem Hersteller fast überall platzieren kann, von Hosentasche bis BH sind keine Grenzen gesetzt. Und mit einer Höhe von 3.5 cm und einer Breite von knapp 3 cm, passt er auch wirklich überall hin. Dieses Gerät arbeitet mit dem oben erklärten Mechanismus, wo die Neigung gemessen wird. Am Ende vom Tag kann man dann die gesammelten Daten auf den Computer oder das Handy synchronisieren und so seinen Fortschritt im Auge behalten. Fitbit bietet Modell schon ab 60.- Franken an.

Neben Chip und Mini-Schrittzähler gibt es auch die Fitnessarmbänder. Fitbit ist hier ebenfalls vertreten und bietet Armbänder für unter 100.- Franken an. Dazu kommt noch, dass das Armband wasserabweisend ist, was sich perfekt für den Alltag eignet. Neben den Schritten werden auch die zurückgelegten Strecken, die Anzahl verbrannter Kalorien und sogar die Schlafqualität gemessen. Das Armband erinnert einem sogar, dass man sich jede Stunde etwas bewegen soll und leuchtet dann auf. Doch wollen Sie wirklich während eines Meetings ein pausenloses Blinken am Arm haben? Diese Vorteile sind zwar schön und gut, jedoch sollten Sie sich gut überlegen, ob Sie Ihren ganzen Alltag in Zahl und Statistiken umwandeln und das Denken einem Armband überlassen wollen. Denn die totale Kontrolle kann auch abhängig machen und man selbst fängt schnell an sich ohne den kleinen Helfer wenig zuzumuten. Daher ist es empfehlenswert, dass Sie zu einem simplen Schrittzähler greifen, der das Nötigste auf dem Kasten hat. Um den Rest können Sie sich ohne Probleme selbst kümmern.

Bei all den Angeboten, von Chips bis Armbänder, sollte man einfach einmal in ein Geschäft gehen und sich beraten lassen und vor allem die Geräte ausprobieren. Wenn man schon nach zwei Minuten merkt, dass das Armband stört, sollte man vielleicht doch lieber zum Chip oder Gerät greifen. Sehen Sie sich einfach einmal um.

Neben all den praktischen Gerätschaften gibt es auch noch Apps, die sich leicht auf dem Handy installieren lassen. Meist muss man das GPS auf dem Handy aktivieren in der Zeit, in der die Schritte gezählt werden sollen. Zudem muss man je nach Programm die persönliche Schrittlänge angeben, so dass dann die Schrittanzahl aus der gelaufenen Strecke ermittelt werden kann.

- Noom Walk

Dieses App ist besonders akkusparend, da es kein GPS benötigt, sondern mit der Bewegungsänderung des Smartphones arbeitet. Daher ist es aber auch zu empfehlen, dass man das Smartphone in der Hosentasche behält, da es je nach Strecke (bei einem unebenen Weg und dem Smartphone in der Tasche, kann das Handy schon mal durchgeschüttelt werden) fehleranfälliger ist. Auch wenn Sie sich hinsetzen, sollten Sie das App ausschalten, da sonst beim Bewegen des Smartphones Ihnen Schritte geschenkt werden. Das App ist simpel gehalten und hat als einzige Funktion den Schrittzähler mit dazugehöriger Statistik. Wer also auf zusätzlichen Schnickschnack verzichten möchte wie Höhenmeter-Angaben, Streckenübersicht etc., sollte Sie sich dieses App zulegen.

- Runtastic Pedometer

Das App ist simpel gehalten, doch es hat es in sich. Es läuft genau so wie „Noom Walk" mit dem Registrieren von der Bewegung des Smartphones, jedoch ist diese App nicht so sensibel wie die vorherige. Auf dem Hauptmenü kann man sehr schnell loslegen und es braucht auch gar keine Erklärung dazu, man drückt einfach „Start Workout" und schon gibt das App die Schritte, die Zeit und die Geschwindigkeit an. Wer dazu die Anzahl verbrannter Kalorien und die Schrittanzahl pro Minute wissen will, der sollte zur Pro Version für 1.99.- Franken zugreifen. Jedoch reicht es für Ihr Training vollkommen, wenn Sie Ihre Zeit und die Anzahl Schritte kennen.

Ein weiteres Plus dieser App ist das automatische Tagebuch. Nach jedem Lauf kann man Anhand von Bildern angeben, wie das Wetter war, wie man sich gefühlt hat, welche Strecke man gelaufen ist (Waldweg, Straße etc.) und welche Temperatur geherrscht hat. Nach wenigen Sekunden ist der ganze Lauf zusammengefasst und man kann bei „History" (Verlauf) seine bisherigen Läufe betrachtet mit den Tagebucheinträgen.

- Accupedo pro

Wer es ganz genau haben möchte, der greift zu dieser App. „Die Bild" hat dieses App zum unangefochtenen Testsieger erklärt. Vor allem punktet das App mit der manuellen Einstellung der Schrittlänge, so dass auch die zurückgelegten Kilometer-Angaben noch genauer sind als bei allen anderen. Man kann sein Ziel (10'000 Schritte) angeben und das App im Hintergrund laufen lassen. In der Kurzansicht kann man dann immer wieder überprüfen wie viel Prozent man schon von seinem Ziel erreicht hat. Jedoch muss man auch 3.50.- Franken hinblättern für diesen Schrittzähler.

Achtung!

Bei all diesen drei Apps müssen Sie unbedingt darauf achten, dass Sie das Handy beim Laufen irgendwo an sich fixiert haben; entweder in der Hosentasche oder in einer kleinen Handyhülle, die Sie sich um den Gurt binden. Denn wenn man mit dem Handy in der Hand läuft und es zu stark bewegt, registriert das App die Bewegung als Schritt. Wenn Sie zwischendurch mit dem öffentlichen Verkehrsmittel unterwegs sind, sollten Sie das App pausieren, da auch dort beim Rütteln Schritte gezählt werden. Allgemein ist es am sichersten, wenn Sie das App nur dann aktiv haben, wenn Sie auch wirklich laufen, dann kann auch sicher nichts mehr schiefgehen.

- Runtastic

Diese App eignet sich sehr gut um seine Strecken im Auge zu behalten. Das Programm läuft über GPS und die zurückgelegte Strecke können Sie dann am Schluss auf der Karte begutachten. Der Vorteil hier ist, dass Sie nicht nur den Überblick über die zurückgelegten Strecken behalten können, sondern der Höhenunterschied auch angezeigt wird. Denn beim Laufen kommt es auch darauf an wie man läuft (mehr dazu im Kapitel 13), eine gerade Strecke oder sogar bergab ist bei weitem nicht so anstrengend wie wenn man einen Hügel hinaufläuft.

Diese App zeigt jedoch nur die zurückgelegte Strecke in Kilometern an, Schritte zählt es nicht im Gegensatz zum „Rantastic Pedometer". Daher ist die App mehr als Ergänzung zu einem Schrittzähler gedacht um sein persönliches Training zu optimieren.

Kapitel 8 – Seinen aktuellen Stand systematisch ermitteln

Nachdem Sie sich nun für Ihre Art des Schrittmessens entschieden haben und sich nun ein Gerät oder eine App ausgesucht haben, die zu Ihnen passt, geht es nun in erster Linie darum, dass Sie festlegen, wo Sie momentan stehen. Nur so können Sie anfangen Ihre Schrittanzahl systematisch zu verbessern. Wenn Sie nun versuchen würden auf einmal zu den 10'000 Schritten zu gelangen, wären Sie schnell frustriert, weil Sie nicht den Erfolg erzielen, den Sie sich erhofft haben. Dabei ist das Ziel vielleicht einfach nicht realistisch genug gesetzt. Um nun herauszufinden wo Sie stehen, müssen Sie einfach eine Woche lang jeden Tag Ihre Schrittanzahl messen. Nach jedem Tag sollten Sie sich die Schrittanzahl aufschreiben. Am Ende der Woche können Sie dann den Durchschnitt der Schritte ausrechnen. Der Durchschnitt ist nun das Pensum, das Sie pro Tag an Schritten leisten. Hier ist es wichtig, dass Sie nicht einfach an einem Tag Ihre Schritte messen und dann dies als Ihren jetzigen Stand ansehen. Denn von Tag zu Tag kann die Schrittanzahl sehr variieren und so das Bild verzerren. Stellen Sie sich vor, dass Sie an dem Messtag viel zu tun hatte und viele Schritte absolviert haben. Wenn Sie nun davon ausgehen, dass Sie diese Anzahl jeden Tag machen – ohne zu merken, dass heute ausnahmsweise mehr los war als sonst – werden Sie im späteren Verlauf viel mehr Mühe haben die gewünschte Anzahl an Schritten zu erreichen, da Sie von einer falschen Basis ausgegangen sind.

Doch auch allgemein lohnt es sich die Erfolge auszuschreiben. Denn so können Sie die Übersicht über Ihren Verlauf behalten und können dann auch mit Stolz auf den Weg blicken, den Sie bis jetzt schon zurückgelegt haben.

Kapitel 9 – Schritt für Schritt

Nachdem Sie nun herausgefunden haben, wo Sie stehen, geht es darum die Schrittanzahl in die Höhe zu treiben. Doch um wie viele Schritte soll man sich steigern und ab wann erhöht man die Schrittanzahl wieder?

Pro Woche sollten Sie die Anzahl Schritte um 400 – 500 Schritten erhöhen. Dies ist eine realistische Zahl und damit haben Sie auch keinen Druck. Stressfrei laufen zu können ist enorm wichtig, denn, wenn man am Anfang schon viele Schritte absolvieren muss ohne daran gewöhnt zu sein, zieht dies einige Nachteile mit sich. Als allererstes braucht es einfach Routine und Erfahrung, um gute Möglichkeiten zu finden die Schrittanzahl zu erhöhen. Vielleicht fällt einem erst nach einer Woche Laufen ein, dass es noch einen schönen Park in der Nähe gibt, an den man bis jetzt noch gar nicht gedacht hat. (Anregungen und Ideen zu unterschiedlichen Laufaktivitäten finden Sie im Kapitel 9) Neben dem Sammeln an Erfahrung, müssen Sie sich auch Ihrer Beine zu Liebe Zeit nehmen. Denn bei einer rasanten Erhöhung der Schrittanzahl würden Sie ziemlich schnell Muskelkater und saure Muskeln bekommen. Und in diesem Zustand will ja nun wirklich niemand laufen. Und schlussendlich ist es einfach nicht möglich, dass Sie vom einen Tag auf den anderen die Schrittanzahl so plötzlich erhöhen und diese dann auch konstant halten. Daher müssen Sie sich mit dem jetzigen Stand abfinden – ob dies nun 2'000 oder 6'000 Schritte sind, spielt keine Rolle – und Schritt für Schritt sich jede Woche ein paar hundert Schritte dazuverdienen. Aber Achtung! Wenn Sie es die Woche über mit den 400 Schritten extra nicht geschafft haben dieses Pensum jeden Tag aufrecht zu erhalten, erhöhen Sie die Schrittanzahl nicht. Erst wenn Sie es jeden Tag hinbekommen die zusätzlichen 400 Schritte unterzubringen, dürfen Sie weitermachen. Denn wenn Sie schon 400 nicht schaffen, wird 800 erst recht nicht gehen. Ein jeder Mensch ist da anders, achten Sie einfach darauf, dass das Tempo für Sie stimmt und Sie aber immer dranbleiben. Es wird auch Tage oder Wochen geben, an denen es Ihnen nicht so einfach fallen wird noch zusätzlich zu laufen. Genau dann können Sie Ihr Notizbuch, mit den Erfolgen drin, nach vorne holen und sich bewusst machen wie viel Sie schon geschafft haben. Und alleine dieser Anblick sollte schon genügen die Motivation nicht zu verlieren. In dem Sie dieses Buch lesen, haben Sie sich entschieden Ihr Leben zu verändern und diese Entscheidung können Sie sich nicht von einer schlechten Woche wegnehmen lassen. Versuchen Sie es daher nächste Woche wieder. Und wenn es da immer noch nicht klappen sollte, setzen Sie sich einfach ein kleineres Ziel. Denn auch schon kleine Erfolge motivieren enorm und sollten nicht verachtet werden.

Kapitel 10 – Die idealen Orte fürs Laufen

Im Kapiteln „Annäherung an die 10'000 Schritte" haben Sie einige Tipps bekommen, wie Sie Ihre Schrittanzahl während Ihres Alltags erhöhen können. Doch wie sieht es am Wochenende aus, wenn man die meiste Zeit zu Hause verbringt?

Fangen wir einmal mit dem Morgen an: Gibt es ein Ritual, das Sie jedes Wochenende durchführen, für das Sie öffentliche Verkehrsmittel oder ein Auto brauchen? Wie etwa zum Bäcker das Brot holen, sich am Kiosk eine Zeitung kaufen oder Einkaufen gehen? Für all diese Tätigkeiten gilt das Gleiche wie aus dem oben genannten Kapitel: Wenn der Bäcker zu weit weg sein sollte, kann man einige Stationen Bus fahren und den Rest laufen. Wenn man einige Dinge noch einkaufen muss, kann man mit dem Fahrrad zum Supermarkt. Am praktischsten wäre es, wenn Sie einen Fahrradkorb hätten, wo Sie Ihre Einkäufe platzieren können. Natürlich können Sie nicht den ganzen Wocheneinkauf auf einem einzigen Fahrrad balancieren. Suchen Sie sich daher jemanden, der gerne einen kleinen Ausflug mit dem Fahrrad mitmachen würde. Und wenn Sie gar keine Lust zum Fahren haben, können Sie einen Teil wieder mit dem öffentlichen Verkehr oder dem Auto absolvieren.

In Ihrer Freizeit dürfen Sie natürlich nicht nur auf der faulen Haut liegen (zwischendurch schon, doch dies müssen Sie sich erst einmal verdienen). Suchen Sie sich daher Aktivitäten aus, die

Ihnen Spaß machen und bei denen Sie gleichzeitig Laufen müssen.

- Museumsbesuch:

Für diejenigen, die Kunst gerne haben oder sich einfach vorstellen können mal ein Fuß in ein Museum zu setzen, ist dies der ideale Ort. Von Museum zu Museum ist es natürlich unterschiedlich, doch bei einem mittelgroßen Museum dauert es auch schon seine Zeit bis man sich alle Bilder und Skulpturen angesehen hat. Zudem kommt das Treppensteigen sicher nicht zu kurz. Am besten sollten Sie sich eine Begleitung zulegen, denn meist will jeder etwas anderes sehen und so laufen Sie auch garantiert lange genug umher. Je nachdem in welches Museum Sie gehen, liegt dieses in einer Stadt, die Sie noch nicht so gut kennen. Daher können Sie nach dem Museum gleich noch einen Stadtrundgang durchführen. Informieren Sie sich dafür beispielsweise gleich im Museum über die Orte, die Sie in der Nähe besuchen sollten und sonst kann Ihnen das Internet in diesem Fall sicher Abhilfe verschaffen. Und dies führt uns gleich zum nächsten Thema:

- Bei einem Stadtrundgang mitmachen

Es gibt bestimmt Orte in Ihrer Nähe, die Sie interessieren oder über die Sie gerne mehr wissen wollen. Manchmal kann man aber auch schon viel in seinem eigenen Wohnort erleben, wer weiß was Sie da noch für historische Schätze verbergen. Informieren Sie sich daher in der betreffenden Gemeinde und fragen Sie nach einem Stadtrundgang. Meist kostet dies nicht viel und dabei lernt man auch noch viele neue Leute kennen. Zudem kommt auch noch dazu, dass Sie bei dieser Aktivität nicht ums Laufen herumkommen. Eine gute Anzahl Schritte ist Ihnen schon jetzt garantiert.

- Spazieren gehen

Ein Spaziergang tut nicht nur dem Körper, sondern auch der Seele gut. Dazu ist es wichtig, dass Sie sich einen schönen Ort aussuchen, wo gute Luft herrscht und es etwas fürs Auge gibt. Dazu sind Wälder und Parke perfekt geeignet. Dort hat man seine Ruhe und kann die Seele baumeln lassen. Bleiben Sie zwischendurch stehen und genießen Sie die Geräusche der Natur um sich herum. Denn Sie sollten sich nicht immer nur aufs Laufen konzentrieren, sondern auch auf Ihre Umgebung und was Sie erleben können durch die zusätzliche Bewegung. So halten Sie Ihre Motivation aufrecht und fühlen sich auch besser.

- Im Tierheim mit dem Hund spazieren gehen

Für die Tierliebhaber unter den Lesern eignet sich ein Spaziergang mit einem Hund am besten um sich einige Schritte dazuzuverdienen. Dabei muss man nicht einmal einen eigenen Hund besitzen. Vielen Tierheimen sind auf freiwillige Helfer angewiesen, die zwischendurch mit einem Hund des Tierheims spazieren gehen. Gehen Sie dafür einfach einmal beim Tierheim vorbei und informieren Sie sich darüber. Meist bekommt man eine kurze Einführung und eine Broschüre zum Lesen über und dann kann es auch schon losgehen. Achten Sie darauf, dass Sie jedes Mal den gleichen Hund bekommen, wenn dies möglich ist. So können Sie sich auf den Hund einstellen und er auf Sie. So ist es mit der

Zeit viel einfacher spazieren zu gehen.

- Die Kinder miteinbeziehen

Wenn Sie eine Familie haben, kennen Sie den Alltagsstress bestimmt auch. Da ist es schwierig noch extra Zeit für eigene Aktivitäten zu finden. Doch Sie müssen sich fürs Laufen nicht extra Zeit freischaufeln, Sie können auch beides miteinander verbinden:

Anstatt mit den Kindern zu Hause etwas zu spielen, gehen Sie mit Ihnen raus. Nehmen Sie einen Ball mit und ab auf die Wiese.

Wenn Sie die Kinder mit dem Auto zur Schule bringen, können Sie dies ab heute auch zu Fuß erledigen, die Fahrräder schnappen oder den öffentlichen Verkehr benutzen. So können Sie den Kindern gleichzeitig das Zug- und Busfahren näherbringen und dann sind diese auch nicht überfordert, wenn Sie es irgendwann selbst machen müssen.

Es gibt aber auch viele Eltern-Kind-Angebote, wie beispielsweise ein Schwimmkurs. Dort lernt Ihr Kind zu schwimmen, Sie kommen in Bewegung und verbringen auch noch Zeit miteinander.

Es gibt noch viele andere Möglichkeiten wie Sie die Familie in Ihr Vorhaben einbeziehen können. Fragen Sie einfach einmal bei Ihren Kindern nach und finden Sie heraus was Ihnen Spaß machen könnte. Es ist nicht nur wichtig, dass Sie mehr Bewegung in Ihren Alltag bringen, sondern die Wichtigkeit von Bewegung auch Ihren Kindern vermitteln. Wenn Ihre Kinder wenig Begeisterung fürs Laufen und Sport zeigen, können Sie Ihnen dies spielerisch näherbringen: Gehen Sie im Wald spazieren und machen Sie daraus ein Suchspiel, wer zuerst 5 Nüsse findet oder ein bestimmtes Blatt. So kommt jeder in Bewegung ohne, dass es sich wie ein Zwang anfühlt. Sie können auch Freunde der Kinder mitnehmen, so wird es den Kindern sicher nicht langweilig.

Wenn Sie keine eigenen Kinder haben, kennen Sie sicher Freunde mit Kindern. Laden Sie diese ein zu einem Spaziergang oder einer anderen Aktivität. Wie wäre es dabei mit einer Runde „Fahne erobern". Am besten lässt sich dies im Wald spielen ab 10 Personen. Dabei gibt es zwei Teams, die sich in einem abgesprochenen Gebiet verteilen und irgendwo jedes Team seine Flagge aufstellt. Dazu gibt es in jedem Gebiet ein Gefängnis, dort kommen alle Mitspieler der gegnerischen Mannschaft hinein, die abgeklatscht worden sind (beispielsweise macht man ab, dass dies ab einem Schulterklopfen gilt). Die Leute können befreit werden, wenn sie von einem Teammitglied abgeklatscht werden. Gewonnen hat diejenigen Mannschaft, die die gegnerische Fahne über die Mittellinie bringt ohne gefangengenommen zu werden.

Die ist nur ein Beispiel von vielen, lassen Sie Ihrer Kreativität freien Lauf.

Kapitel 11 – Sich an das neue Laufen gewöhnen

Bis zu diesem Zeitpunkt haben Sie alle Grundlagen in der Tasche und wissen, wo Sie stehen. Ebenfalls wissen Sie, dass ein realistisches Ziel ungefähr 400-500 Schritte mehr pro Woche ist. Doch nun ist die Frage: Wo soll ich nur anfangen?

Sie haben viele Informationen und Idee erhalten, nun geht es darum diese auch um zu setzten. Dazu sollten Sie sich einfach einmal überlegen, was Sie Ihnen am meisten Spaß macht und welche Dinge Sie am besten in Ihren Alltag integrieren können. Wenn Sie ein paar Ideen gesammelt haben, sollten Sie sich einen Plan aufstellen um die Übersicht zu behalten. Schreiben Sie auf, wie Sie zu Ihrem Arbeitsort gelangen und wo Sie aussteigen oder Ihr Auto parkieren wollen. Sehen Sie sich die verschiedenen Angebote zum Mittagessen an, die es in der nahen Umgebung zu Ihrem Arbeitsort gibt. Am besten sollten Sie sich Hilf von Google Maps holen. Auf der Karte finden Sie die verschiedensten Angebote, inklusive Bewertung von Kunden. Das Beste jedoch ist die „Route berechnen" Funktion. Dort können Sie Ihren Standort eingeben und den Zielort und dann rechnet Ihnen Maps die Zeit aus, die Sie brauchen um entweder mit dem Auto, dem öffentlichen Verkehr oder eben zu Fuß die gewünschte Strecke zurückzulegen. So können Sie schon im Voraus wissen, wie lang Sie brauchen und die Distanz wird Ihnen auch in Kilometern angezeigt. Danach sollten Sie sich nach der Arbeit noch eine Aktivität aussuchen, die Sie machen wollen, sei es am Abend noch Spazieren zu gehen, etwas mit den Kindern zu unternehmen oder Erledigungen zu Fuß zu erledigen. Wenn Sie sich all die Dinge aufschreiben und den Tag so planen, haben Sie erstens die Übersicht und müssen sich zweitens dann am Mittag nicht noch überlegen, wo Sie hingehen wollen. Denn wenn man bald nichts findet, verliert man schnell einmal die Motivation und sucht sich ein bekanntes Lokal in der Nähe aus. Andererseits wird es Ihnen auch viel schwerer Fallen Pläne nicht einzuhalten, weil Sie aufgeschrieben fix sind und Sie so einen konkreten Plan haben. Am besten sollten Sie sich den Plan am Kühlschrank oder an der Schlafzimmerwand aufhängen um ihn immer im Auge zu behalten.

Überwinden Sie sich dazu auch Neues auszuprobieren. Am Anfang ist es immer schwierig einzuschätzen welche Aktivität wie viele Schritte bringt. Daher wird es in den ersten paar Wochen nötig sein, dass Sie immer wieder auf Ihren Schrittzähler einen Blick werfen. So lernen Sie mit der Zeit abzuschätzen wie viel Zeit es braucht um eine gewisse Anzahl an Schritten zu leisten. Wenn Sie nun einen fixen Weg haben, der aber nicht so viele Schritte bringt, suchen Sie sich einen anderen. Indem Sie immer wieder neue Wege ausprobieren, wird es Ihnen sicher nicht langweilig beim Laufen und Sie lernen Ihre Gegend noch einmal ganz neu kennen. Das Gleiche gilt auch für die Wochenendaktivitäten. Wenn es Ihnen nicht gefällt, was Sie seit ein paar Wochen machen, versuchen Sie es mit etwas Anderem. Sie können sich auch Tipps von Kollegen holen und Leuten in der Umgebung. Fragen Sie nach schönen Orten, an denen Sie unbedingt einmal vorbeigehen sollten. Und wenn der Weg an einem Tag doch zu kurz geraten ist und Sie nicht auf die gewünschte Anzahl Schritte gekommen sind, legen Sie einen kleinen Extraspaziergang am Abend ein. Dies ist auch die beste Methode um den Kopf freizubekommen und sich noch etwas zu entspannen.

Kapitel 12 – Wandern

Bis heute hält sich das Klischee, dass wandern nur was für Senioren und Rentner ist, noch hartnäckig. Doch dem ist nicht so. Viele Menschen jeden Alters nutzen das Wandern, um Ihren Kopf freizubekommen und die frische Bergluft zu genießen. Das Laufen in den Bergen tut auch Ihrer Gesundheit und Ihrem Herzen gut. Durch die verschiedenen Steigungen und Fälle haben Sie immer wieder anspruchsvollere und entspanntere Passagen. Und wo könnte man besser für sein 10'000-Schritte-Ziel arbeiten als in den Bergen?

Doch bevor es überhaupt in den Zug gehen kann um in die Berge zu gelangen, braucht es einiges an Vorbereitung und Vorsorge.

Die richtigen Schuhe:

Wenn man seit zwei Stunden unterwegs ist und irgendwo in der Peripherie im Niemandsland gelandet ist, kann ein verstauchter Knöchel fatal sein. Schlimmstenfalls muss die Rega Sie abholen kommen. Daher ist es wichtig, dass man das richtige Schuhwerk besitzt. Dabei mangelt es an Auswahl bei weitem nicht; von dicker bis dünner Sohle und tief- bis hoch geschnittenen Modellen reicht die ganze Palette. Ein jeder muss am Anfang für sich herausfinden, was am besten passt. Während die einen auf das Modell über dem Knöcheln schwören, da der Fuß darin nicht umknicken kann und vollkommen stabil ist, haben andere das tiefe Modell lieber, da man mehr Bewegungsfreiheit hat. So oder so ist der Fuß auf jedem Fall geschützt und man kann sich vollkommen aufs Wandern konzentrieren. Dabei sollten Sie sich einfach einmal in ein Sportgeschäft begeben, die Wanderschuhe und andere Utensilien anbieten. Dort können Sie sich beraten lassen und verschiedene Modelle ausprobieren. Achten Sie unbedingt darauf, dass der Schuh perfekt sitzt und nirgends drückt. Sonst sind Druckstellen und Blasen schon vorprogrammiert. Achten Sie darauf, dass Sie beim Anprobieren genug lang darin herumlaufen und überprüfen wie stabil Sie sich in den Schuhen fühlen. Dabei lohnt es sich am Anfang etwas mehr zu investieren, da die Schuhe einige Jahre halten werden. Neben einem guten Paar Schuhe bräuchten Sie noch unbedingt eine Regenjacke. In den Bergen kann einen das Wetter schnell einmal überraschen, daher gehört guter Regenschutz immer in einen Wanderrucksack. Nichtsdestotrotz muss man ein paar Tage vorher (nicht mehr als 3 Tage, sonst können die Wetterangaben noch variieren) das Wetter überprüfen, da es bei Regen und Unwetter gefährlich werden kann (Steinschlag, Rutschgefahr etc.) und dann vom Wandern abgeraten wird. Ansonsten ist es wichtig, dass Sie das erste Mal nicht alleine wandern gehen. Falls Ihnen etwas zustoßen würde, haben Sie jemanden dabei, der Ihnen helfen kann. Nehmen Sie einen Freund mit, zu zweit macht es dann auch mehr Spaß und Sie können sich gegenseitig anspornen. Wenn Sie sich nicht sicher sind, ob der folgende Weg zum Wandern geeignet ist oder dieser nicht korrekt gekennzeichnet ist, lassen Sie sich nicht verleiten und bleiben Sie stets auf dem markierten Weg. Man kann aus sicherheitstechnischen oder auch aus umweltschonenden Gründen die seitlichen Wege nicht betreten.

Was gehört alles in einen Wanderrucksack:

Wenn man schon ein Gebiet ausgesucht hat und davon eine Karte hat, gehört diese unbedingt ins Gepäck. Falls Sie keine besitzen, können Sie sich an vielen Bahnhöfen eine besorgen inklusive Wandertipps und Beratung bezüglich der Wanderwege in diesem Gebiet. Aber keine Sorge, man muss kein Kartenleser sein um sich orientieren zu können. An den guten Wanderwegen sollten immer wieder Wegweiser aufkommen. Je nachdem sind die Wanderwege entweder durch klare Schilder gekennzeichnet oder aber durch Farben. Fragen Sie dafür einfach schnell an einem Informationsstand am Bahnhof nach. Dann sollten Sie unbedingt genug Wasser und Essen einpacken. Beim Wandern schwitzt man viel und daher sollte man auch immer wieder zwischendurch einen Schluck Wasser nehmen. Beim Essen muss jeder für sich entscheiden was er am liebsten hat und am besten verträgt. Manche essen lieber kleine Dinge zwischendurch wie Brot, Schinken und Käse andere nehmen ein normales Mittagessen, wie beispielsweise Spaghetti, ein. Sie sollten einfach darauf achten, dass Sie nichts zu schweres essen, da man sich nach dem Mittagessen nur träge und müde fühlt. Wenn man also die Spaghetti essen will, sollte man dies nicht mit einer fettigen Sauce anreichern – Olivenöl tut es auch schon – und dann die Portion einteilen und zu einem späteren Zeitpunkt die andere Hälfte essen. Neben der Verpflegung wäre ein frisches Paar Socken und ein T-Shirt zum Wechseln noch angenehm. Viele schätzen es sich nach einem langen Tag vor der Zugfahrt oder auch vor dem Abstieg umzuziehen. Und als letztes brauchen Sie noch einen kleinen Notfallkoffer und ein funktionierendes Telefon. Dabei dürfen Pflaster, Desinfektionsspray und Verbandszeug nicht fehlen. Wenn Sie nun alles eingepackt haben, die Wanderschuhe bereit sind, steht Ihrem Wandertrip nichts mehr im Weg.

Kapitel 13 – Tempo

Wie Sie gesehen haben, gibt es mehr als genug Möglichkeiten um seine Schrittanzahl im Alltag zu erhöhen. Natürlich braucht es immer etwas Zeit bis man sich an neue Wege gewöhnt hat und sich mit dem Schrittzähler angefreundet hat. Doch schon nach einigen Wochen kann man sich zu den alten Hasen zählen, denn es braucht nicht zu lange bis man merkt, welche Haltestelle am besten geeignet ist um früher auszusteigen, das Treppensteigen kommt einem nicht mehr so anstrengend vor und am Mittag weiß man wo man Mittagessen kann. Wenn Sie nun an diesem Punkt in Ihrem Trainingsverlauf angekommen sind, ist es an der Zeit einen Schritt weiter zu gehen: das Tempo beim Laufen zu variieren. Denn Laufen ist nicht gleich Laufen. Es kommt sehr darauf an, wie man läuft und mit welcher Geschwindigkeit. Wenn Sie überwiegend bergab laufen, schadet das langfristig nicht nur Ihren Knien, Ihr Training leidet auch darunter. Die 10'000 Schritte sagen nichts darüber aus welche Steigung Sie durchgemacht haben und wie schnell Sie gelaufen sind. Daher eignen sich Apps wie Runtastic sehr gut um einen Überblick über die zurückgelegte Strecke zu haben. Wenn Sie immer nur gemütlich spazieren und sich dafür extrem viel Zeit nehmen, verlieren Sie langsamer an Gewicht als wenn Sie zwischendurch etwas Gas geben. Und genau darum geht's: Variation in den Laufstil bringen. Wenn Sie schon verschiedene Wege ausprobiert haben, wurde Ihnen wahrscheinlich sehr schnell bewusst was es für einen Unterschied macht, wenn man bergauf oder gerade ausläuft. Bei einer Steigung kommt man schon viel schneller aus der Puste und die Beine brennen. Doch das ist auch gut so! Versuchen Sie einmal am Tag eine kurze Strecke zu nehmen, die anspruchsvoller ist als nur ein langer gerader Weg. Dabei müssen Sie nicht stundenlang einen Hügel hinauflaufen. Es geht mehr darum, dass Sie dies für 5-10 Minuten pro Tag machen. Anstatt die Hauptstraße entlangzulaufen, können Sie es mit den Nebenstraßen probieren und obendrüber laufen. Wenn Sie dann beim Laufen außer Atem kommen sollten, bleiben Sie nicht stehen. Stattdessen können Sie das Tempo etwas drosseln um wieder gut Luft holen zu können. Behalten Sie immer im Hinterkopf, dass stehenbleiben keine Option ist! Das Training lebt davon, dass man kontinuierlich etwas macht. Und wenn Sie dann im Lauffluss sind und immer wieder unterbrechen um sich auszuruhen, wird es Ihnen mit jeder Pause etwas schwerer fallen wieder anzufangen und es hat nicht denn gleichen Effekt wie ohne die Pausen. Sie dürfen beim Laufen ruhig auch mal ins Schwitzen kommen und sich selbst immer wieder herausfordern, denn nur so steigern Sie Ihre körperliche Fitness und Ihre Motivation. Falls Sie beim Laufen Seitenstehen bekommen sollten, dann müssen Sie sich darauf achten, dass Sie regelmäßig und tief atmen. Ein oberflächliches Atmen macht das Stechen nur noch schlimmer und bald sind Sie gezwungen anzuhalten. Atmen Sie bei jedem Atemzug so tief wie möglich ein, halten Sie dann die Luft für 2-3 Sekunden an und atmen Sie wieder aus bis die ganze Luft draußen ist. Bei jedem darauffolgenden Atemzug sollten Sie versuchen immer langsamer zu werden und mit der Zeit sollte es möglich sein immer etwas länger ein- und ausatmen zu können.

Kapitel 14– Jeder Schritt zählt

Wenn man sich entscheidet zum Bäcker zu Fuß zu gehen und sich dann überlegt, dass dies beispielsweise „nur" 400 Schritte sind, überlegt man sich dann vielleicht, dass im Gegensatz zu 10'000 Schritten dies sehr wenig ist und es sich gar nicht lohnt jetzt noch zu gehen. Dann plant man vielleicht eine andere Aktivität, mit der man dann auf einmal viel mehr Schritte macht. Und so fängt man dann an aufzuschieben. Es ist verlockend sich klarmachen zu wollen, dass kleine Aktivitäten nur ein Bruchteil sind und gar nicht so viel bringen. Doch genau das macht dieses spezielle Training so aus. Es zielt darauf ab, dass man nicht auf einmal eine halbe Stunde oder mehr im Fitness schwitzen muss sondern dass man sich das Training häppchenweise über den Tag verteilen kann. Doch damit dies auf funktioniert und Sie am Schluss auch wirklich auf die 10'000 Schritte kommen, müssen Sie jede noch so kleine Gelegenheit ausnutzen um sich zu bewegen. Dies erfordert sehr viel Selbstdisziplin und kann an manchen Tagen einfach und an andern weniger einfach sein. Denken Sie an den weniger guten Tagen immer daran, dass das Aufstehen und zum Bäcker laufen immer noch besser ist, als sich jetzt ins Fitness zu begeben.

Kapitel 15 – Ernährung

Wenn man sich vorgenommen hat abzunehmen, dann wird man um das Thema Ernährung nicht drum herumkommen. Viele Menschen machen am Anfang den Fehler, dass Sie entweder zu viel oder zu wenig essen. Es ist schwierig abzuschätzen wie viel man an Kalorien verliert, wenn man den ganzen Tag läuft. Daher können Ihnen die Apps aus Kapitel 7 eine ungefähre Idee liefern wie viel man verbraucht hat. Doch jeder Körper ist anders und jeder Mensch braucht unterschiedlich viele Kalorien. Ein Orientierungswert ist: 2'000 Kalorien. Dies ist der Wert, denn ein Mensch durchschnittlich pro Tag zu sich nimmt. Sportler und große Menschen werden mehr als 2'000 Kalorien zu sich nehmen, als kleine Menschen und die, die nicht intensiv Sport betreiben. Daher ist es wichtig, dass man auf sein Bauchgefühl hört und sich auf seinen Körper verlässt. Denn es gibt nicht das eine Wunderrezept für einen jeden Menschen. Man hat unterschiedliche Dinge gern, der Körper verträgt je nach Mensch gewisse Esswaren nicht und andere schon. Daher soll Ihnen die Zahl 2'000 nur als erste Orientierung dienen bei dem Weg zu einer gesünderen Ernährung.

Viele, die gesunde Ernährung hören, denken gleich an Blumenkohl und gedämpftes Gemüse ohne irgendwelche Beilagen und die Motivation zur Ernährungsumstellung schwindet mit jedem Kohlkopf, den man sich vorstellt. Doch dies muss nicht sein! Nur weil Sie sich entschieden haben abzunehmen, heißt dies nicht, dass Sie auf alles verzichten müssen, was Sie gerne gegessen haben. Es heißt einfach nur, dass man in Massen genießen und bewusster Essen soll. Jedoch gibt es einige wenige Dinge, die Sie ganz aus Ihrem Leben streichen sollten:

- Süßgetränke:

Die Kalorienfallen schlechthin sind Ice Tea, Cola und Co. In einem halben Liter Cola ist 45 Gramm Zucker enthalten und dies entspricht fast schon der empfohlenen Zuckerrate pro Tag! (empfohlene Zuckerrate pro Tag für Frauen: 50g; für Männer: 65g maximal). Daher Finger weg von den Produkten!

- Diät- und Lightprodukte:

Was der Hersteller dieser Produkte nicht alles verspricht. Da scheint Abnehmen etwas zu sein, das man einfach so mal während dem Essen machen kann. Doch der Schein trügt. Zwar haben diese Produkte vor allem weniger Zucker enthalten, doch ohne einen Ersatz würde das Essen nicht schmecken und niemand würde es kaufen. Daher sind viele Spezialprodukte mit sehr viel Süßstoff und Zuckerersatz ausgestattet. Coca-Cola Zero ist da das perfekte Beispiel. Obwohl die Cola kein Zucker und damit keine Kalorien enthält, schmeckt sie süß. Der „Ersatzzucker" gaukelt dem Körper vor, dass er Zucker bekommt, jedoch kommt dann nichts. Aufgrund der gegenteiligen Signale will sich der Körper den fehlenden Zucker holen und man spürt dies durch Hunger. Die Ersatzprodukte sind daher an sich kalorienarm, jedoch bringen die Ersatzstoffe uns dazu, dass wir im Nachhinein mehr essen. Zudem sind die meisten Produkte sehr künstlich und schmecken bei weitem nicht so gut wie etwas Selbstgemachtes.

- Fertigsaucen:

Viele Menschen, die abnehmen wollen, greifen im Restaurant zu einem Salat. Jedoch kann dieser sich schnell zu einer wahren Kalorienbombe entpuppen. Haben Sie sich beim Einkaufen schon einmal darauf geachtet wie viele Kalorien die Salatsauce hat? Hier ein Beispiel:

Ein fertiges Frenchdressing enthält 460kcal pro 100 Gramm, Olivenöl dagegen enthält 885 kcal. Da denkt man sich schnell, dass man lieber zum Fertigprodukt greifen sollte, da diese wenigen Kalorien enthalten, doch falsch! Denn Kalorien sind nicht gleich Kalorien (im nächsten Kapitel dann mehr dazu). Olivenöl gehört zu den guten Fetten, während die fertige Salatsauce schlechte Fette enthält. Daher sollten Sie zu Hause die Fertigsauce in die Tonne hauen und das Dressing selbst machen, dazu finden Sie viele Rezepte im Internet. Vermeiden Sie zu fettige Zutaten wie Rahm oder Crème Fraîche, nehmen Sie stattdessen Quark oder Cottage-Käse.

- Weißmehlprodukte

Man hat die 4. Scheibe Toast gegessen doch man fühlt sich immer noch nicht richtig satt. Das liegt daran, dass der Körper praktisch gar nichts davon hat. Es sind keine Nährstoffe, Ballaststoffe, Vitamine oder gute Fette enthalten und genau das braucht ein Körper um gut zu funktionieren. Steigen Sie daher auf Vollkorn um und vermeiden Sie Weißmehlprodukte. Denn bei Vollkorn – vor allem beispielsweise Brötchen, die noch mit diversen Kernen belegt oder gefüllt sind – braucht der Magen viel länger, bis er die Kerne verdaut hat und so haben wir viel länger was von unserem Essen und der Körper wird mit wichtigen Ballaststoffen und Vitaminen versorgt. Weißmehl wird nicht nur schnell verdaut, sondern wird vom Dünndarm zu Zucker umgewandelt und so schießt der Blutzucker schnell in die Höhe, sinkt dann auch rapide wieder ab und man fühlt sich müde und hat schon wieder Hunger.

Wenn man diesen Alltagsfallen aus dem Weg geht, hat man schon eine Menge erreicht. Das nächste Kapitel wird Ihnen helfen zu verstehen, wieso 500 Kalorien in einem McDonalds Burger nicht das gleiche sind, wie 500 Kalorien in Form von Vollkornspaghetti und Gemüse als Beilage.

Kapitel 16 – Kalorien sind nicht gleich Kalorien

Wenn man einfach abnehmen könnte indem man den Tag durch die Zahlen zusammenzählt, die auf der Verpackung unter „Kalorien" stehen, würden Sie dieses Buch wahrscheinlich nicht lesen. Doch die Ernährung ist viel mehr als nur die Anzahl Kalorien. Wie schon erwähnt, dienen die Kalorien als ein Richtwert, jedoch sagen Sie nichts darüber aus wie gesund ein Lebensmittel oder Produkt ist (klar ist, dass wenn eine Mahlzeit 600 kcal hat, sie nicht gesund sein kann. Jedoch geht es hier mehr um die Alltagsprodukte). Sie müssen sich daher vor allem darauf achten was darin enthalten ist. Dazu nehmen wir nochmals das Beispiel aus dem vorherigen Kapitel zur Hand: Der Burger und der Teller Spaghetti mit Beilagen. Burger, die in weltweiten Fast-Food-Ketten hergestellt werden, verbringen einige Zeit im alten Bratfett und liegen je nachdem einige Zeit schon zubereitet herum. Der Körper hat nichts davon und sie sättigen nur für kurze Zeit. Das Brot ist praktisch immer aus Weißmehl gemacht und das Fleisch in Fett gebraten. Im Gegensatz dazu sättigen die Spaghetti viel länger, da sie aus Vollkorn gemacht sind und es sich um Kohlenhydrate handelt und das Gemüse liefert dazu noch die nötigen Vitamine. Und obwohl die beiden Gerichte die gleiche Anzahl Kalorien aufweisen, ist das eine Produkt viel besser als das andere. Doch das heißt jetzt nicht, dass Sie vollkommen auf Burger verzichten müssen. Die gesündeste und sicherste Variante ist es, wenn Sie zu Hause selbst Burger machen. Dazu brauchen Sie nur Hackfleisch,

Vollkornbrötchen, guten Käse, Salat und Gemüse. Der Belegung des Burgers sind dabei keine Grenzen gesetzt, von Avocado bis Rotkohl kann alles rein, seinen Sie kreativ. Doch wenn man mal keine Zeit zum Kochen hat oder auswärts isst, gibt es in der heutigen Zeit etliche Angebote an Burger-Lokalen, die sich darauf spezialisiert haben die Burger gesund und vor allem frisch zuzubereiten. Ein gutes und gesunde Lokal zeichnet sich dadurch aus, dass man nicht wie im Fastfood Restaurant schon nach einer halben Minute das Menü bekommt, da darf man sich ruhig Zeit nehmen. Auf der Speisekarte sollte verzeichnet sein von wo das Fleisch kommt (am besten natürlich gerade aus der Umgebung) und bestenfalls wird explizit erwähnt, dass sie nur frische Zutaten verwenden. Dazu sollte bei der Auswahl bei jedem Burger aufgelistet sein, was genau drin ist. Viele Lokale bieten eine halboffene Küche an, so dass man je nachdem sogar zusehen kann wie der Burger zubereitet wird. Spätestens dann können Sie sich sicher sein, dass Sie ein gutes Lokal gefunden haben.

Wie Sie am Burgerbeispiel sehen, gibt es zu jedem Essen eine gesunde Variante, man muss nur wissen, welche Zutaten man verwenden soll.

„Fett und Kohlenhydrate, bloß nicht!" Bei einer Diät setzt man häufig auf Proteine (Eier, Fleisch) und vermeidet Kohlenhydrate (Kartoffeln, Brot) und Fette. Tun Sie das auf keinen Fall. Denn Sie machen keine Diät – da diese selten aufgehen – sondern stellen Ihre Ernährung auf Dauer zu gesund um. Und da ist es für den Körper essentiell, dass er von allen drei Grundnährstoffen was bekommt. Der Körper braucht Fett um zu funktionieren, doch genau wie bei den Kalorien ist nicht jedes Fett gleich gut. Einfach gesagt gibt es gute und schlechte Fette. Zu den guten Fetten (die reich an ungesättigten Fettsäuren bestehen; Teile, die der Körper nicht selbst herstellen kann und zum Überleben braucht) gehören beispielsweise: Avocado (kalorienreich für eine Frucht, aber sehr gesund und fast schon ein Muss in einem Menü), Nüsse, Fisch (Lachs, Hering, Makrele), Kokosöl und Rapsöl. Ohne solche Fette könnte es zu Haarausfall, Verdauungsproblemen und Konzentrationsproblemen kommen; und dies sind nur ein paar wenige von vielen Folgen. Aber auch unser Gehirn ist auf die guten Fette angewiesen. Diese benötigt es für die Nervenbahnen, um Informationen weiterzugeben und für seinen Aufbau allgemein. Wenn Sie also langfristig auf Fett verzichten, schaden Sie nicht nur Ihrem Körper, sondern auch Ihrem Gehirn.

Auch Kohlenhydrate gehören zu einem funktionierenden Alltag dazu. Denn sie sind die Energielieferanten schlechthin! Man muss einfach wissen welche Kohlenhydrate gut sind, hier ein paar Beispiele: Vollkornprodukte, Kartoffeln, Haferflocken, Spinat, Reis, Früchte.

Schlussendlich geht es aber darum, dass Sie von allem essen und davon immer die gesunde Variante nehmen. Benutzen Sie dazu auch einfach Ihren Menschenverstand. Wenn sie Poulet essen, nehmen Sie die Haut weg, die nur so von Öl und Fett trieft. Wenn Sie Reis kochen und dazu eine Sauce machen, benutzen Sie keinen Rahm, sondern Joghurt. Und so weiter.

Alkohol, der Feind eines jeden Abnehmwilligen. In der nächsten Zeit werden Sie auf Ihr Feierabendbier verzichten müssen. Dies heißt nicht, dass Sie Bier, Wein und Co. ganz aus dem Leben verbannen sollen, jedoch sollten Sie den Konsum senken. Denn Alkohol entzieht dem Körper wichtige Salze und Flüssigkeit, am nächsten Tag ist man nicht mehr so fit und dazu ist Alkohol noch ziemlich kalorienreich. Daher sollten Sie maximal einmal pro Woche Alkohol konsumieren und sonst zu beispielsweise alkoholfreiem Bier wechseln. Denn die alkoholfreie Variante gilt auch in Massen getrunken als richtig gesund und stärkt das Immunsystem.

Kapitel 17 – Durch Sport zu viel essen

Nach einer guten Runde Joggen oder Fahrradfahren, meldet sich schnell mal das Hungergefühl. Viele Menschen, die noch nicht so lange Sport betreiben, wollen sich nach den Strapazen etwas gönnen und überschätzen dabei die Anzahl verlorener Kalorien. Nehmen wir einmal das Beispiel Schokoriegel: Twix, Mars und Co. scheinen auf den ersten Blick ein kleiner Snack zu sein, jedoch haben sie es in sich. Schokoriegel mit Nüssen und Karamell haben meist zwischen 200-300 Kilokalorien. Um also ein Twix „abzutrainieren", müssten Sie entweder eine Stunde Schwimmen oder 20 Minuten auf dem Laufband Gas geben. Ein rechter Aufwand für einen kleinen Snack. Greifen Sie daher nach dem Sport zu gesünderen Alternativen, die aber auch Süß sein dürfen: Erdnussbutter eignet sich dazu perfekt. Nüsse bestehen zu einem Teil aus gesunden Fetten und sind der perfekte Energielieferant kurz nach dem Sport.

Wenn Sie etwas Süßes essen wollen, dann greifen Sie da zu schwarzer Schokolade. Ihr hoher Kakaoanteil ist gesund und gut fürs Herz. Achten Sie dabei darauf, dass Sie die Schokolade nach und nicht vor der Mahlzeit einnehmen. Auch hier ist die Devise simpel: Steigen Sie einfach auf eine gesunde Alternative um und dann müssen Sie auf nichts verzichten.

Sie sollten ebenfalls darauf achten, dass Sie regelmäßig essen. Wenn Sie Mahlzeiten überspringen oder sogar auslassen, wird sich der Hunger später umso stärker melden. Wenn man länger nichts isst, kann es zu sogenannten „Heißhungerattacken" kommen. Dies passiert häufig, wenn Menschen eine sehr strikte Diät halten und dabei auf Vieles verzichten und nicht genug Essen. Dann essen sie unkontrollierte Mengen und wenn dies häufiger passiert, setzt bald der „Jojo-Effekt" ein – man nimmt schlussendlich noch mehr zu als am Anfang. Um das zu verhindern muss man genug essen und mindestens drei Mahlzeiten am Tag einnehmen. Hier steht „mindestens", denn es gibt auch Menschen, die lieber fünf kleine Mahlzeiten einnehmen und diese dann über den Tag verteilen. Dies ist reine Geschmackssache und sollte jeder für sich selbst herausfinden, was einem besser passt. Jedoch sollten Sie immer eine Frucht oder ein paar Nüsse für zwischendurch dabeihaben, wenn sich mal der kleine Hunger meldet.

Kennen Sie das auch, wenn Sie sich hungrig an den Tisch setzen und dann mit einem richtig unangenehmen Völlegefühl wieder aufstehen? Das kann passieren, wenn man zu schnell isst. Denn der Magen braucht immer eine gewisse Zeit bis er melden kann, ob er satt ist oder nicht und manchmal merken wir selbst nicht einmal was wir schon alles gegessen haben. Daher sollten Sie sich darauf achten, dass Sie sich genug Zeit nehmen um zu essen und dass Sie keine Mahlzeiten vor dem Fernseher einnehmen. Durch den Fernseher ist man schnell abgelenkt und merkt nicht wie viel man eigentlich schon gegessen hat und plötzlich ist dann die ganze Chipspackung leer. Wenn Sie vor dem Fernseher etwas naschen wollen, können Sie sich Peperoni, Gurken und Karotten in Scheiben schneiden und diese gewürzt oder mit Cottage-Käse genießen. Bei einem Film darf es natürlich auch Popcorn sein, achten Sie einfach darauf, dass das Popcorn nicht gebuttert ist; da steckt einiges an Fett drin und nicht das gute.

Bei einer normalen Mahlzeit sollten Sie sich mindestens 20-30 Minuten Zeit lassen. Denn erst dann kann der Körper auch das Sättigungsgefühl wahrnehmen. Aber auch sonst ist es wichtig, dass Sie sich Zeit nehmen um das Essen genießen zu können. Nur so können Sie auch lernen bewusst zu essen, wenn Sie anfangen bewusst zu genießen.

Ebenfalls ist es wichtig, dass Sie nicht zu spät am Abend essen. Sonst leidet die Schlafqualität darunter. Am besten wäre es, wenn Sie sich durch den Tag fixe Zeiten einplanen würden, an denen Sie essen wollen. So verhindern Sie garantiert Heißhunger und vermeiden Stress beim Essen.

Kapitel 18 – Verbieten Sie sich nichts

Schokolade, ade? Tschüss Kuchenstück? Nein, das muss nicht sein. Der Mensch ist ein Genießer, das ist eine Tatsache und da kommen wir nicht drum herum. Warum sonst sind die Restaurants an den Wochenenden so belegt und die Cafés immer so gut besucht? Essen dient jedoch nicht nur als Genussmittel, sondern verbindet auch. Oft treffen sich Menschen um beisammen zu sein bei einem Mittag – oder Abendessen. Wer möchte da immer zu Salat essen? Daher ist es wichtig, dass Sie sich an solchen speziellen Anlässen auch mal etwas gönnen dürfen. Das heißt jetzt nicht, dass Sie mit einer deftigen Vorspeise und einem riesigen Dessert aufhören sollten. Nein, viel mehr geht es darum, dass Sie von allem in Massen genießen. Essen Sie bewusst und genießen Sie jeden Bissen.

Wenn Sie bei Ihrem Salat bleiben, während Ihre Kollegen genüsslich die Pizza beim Italiener oder den Teller Spaghetti verschlingen, können Sie danach ja nur gefrustet raus schreiten. Dies gilt aber nicht nur, wenn Sie auswärts essen gehen, diesen Gedanken sollten Sie auch in Ihren Alltag einbauen. Gönnen Sie sich manchmal nach dem Essen ein kleines Stück Schokolade (bevorzugt schwarze) oder ein Stück Kuchen. Denn wenn Sie sich Verbote auferlegen und sich zwingen nicht an Süßes zu denken, werden Sie umso mehr an Süßes denken. Versuchen Sie dafür das folgende Gedankenexperiment: Versuchen Sie in der folgenden Minute nicht an einen rosa Elefanten zu denken. Und an was haben Sie in dieser Minute am häufigsten gedacht? – Genau, an den rosa Elefanten. Gedanken und Wünsche zu unterdrücken ist schwierig und lässt Sie nur noch häufiger auftauchen. Und mit genügend Bewegung und der richtigen Ernährung wird auch das Stück Kuchen Sie nicht zurückwerfen und sich nicht gleich an dem Hüpfen festkleben.

Kapitel 19 – Lassen Sie sich zu nichts zwingen

Auch wenn Spinat ein Eiweißlieferant schlechthin ist und angepriesen wird, müssen Sie ihn trotzdem nicht essen. Es gibt genug alternative Lebensmittel. Ob es jetzt der Spinat oder der Kohl sind, ein jeder hat Lebensmittel, die er nicht leiden kann. Zwingen Sie sich daher nicht jede Woche den Spinat herunterwürgen zu müssen nur, weil er gesund ist. Überlegen Sie sich lieber was es sonst noch für Alternativen gibt. Auch diejenigen unter Ihnen, die sich nicht gerade als Gemüsefans outen würden, werden etwas für sich finden, garantiert! Die Gemüse- und Früchtewelt ist so vielfältig, man muss nur die Augen offenhalten. Doch bevor Sie jetzt beispielsweise den Spinat für immer von Ihrem Menü streichen, probieren Sie ihn nochmals. Denn nur, weil er Ihnen als Kind nicht geschmeckt hat, heißt das nicht, dass er Ihnen heute nicht doch schmecken könnte. Geschmäcker verändern sich, vergessen Sie das nie. Doch auch die Zubereitungsart kann einen weltbewegenden Unterschied machen. Broccoli kann man nicht nur kochen, sondern auch anbraten, im Ofen zubereiten oder grillieren; informieren Sie sich daher unbedingt über die verschiedenen Zubereitungsarten.

Trauen Sie sich neues auszuprobieren. Googeln Sie oder schlagen Sie ein Kochbuch auf (falls Sie noch keins besitzen, ist es schleunigst an der Zeit eins zu besorgen) und sehen Sie nach, was für Arten von Gemüse es überhaupt gibt. Sie sollten jeden Tag mindestens eine Portion Gemüse zu einer Mahlzeit essen und verschiedene Früchte über den Tag verteilen.

Viel Spaß beim Ausprobieren.

Schlusswort

Wie Sie schlussendliche sehen gibt es eine Menge, das zum Laufen dazugehört. Indem Sie sich entschieden haben dieses Buch in die Hand zu nehme und zu lesen, haben Sie sich für einen gesünderen Lebensstil entschieden. Nach diesem Buch sollte Ihnen klar sein, dass man nicht von heute auf morgen die 10'000-Schritt-Marke knacken kann. Daher sollten Sie lernen auch kleine Fortschritte zu schätze und vor allem auf sich selbst stolz zu sein. Es braucht sehr viel Mut und Entschlossenheit um den Schritt in ein neues Leben zu wagen und dies haben Sie eindeutig bewiesen. Bleiben Sie daher täglich dran und dokumentieren Sie Ihren Erfolg. Halten Sie aber auch die kleinen Niederschläge fest, denn dies gehört genau so dazu. Das Wichtigste ist einfach, dass Sie Ihr Ziel nicht aus den Augen verlieren. Machen Sie sich dabei aber keinen Druck. Beschreiten Sie den Weg in Ihrem Tempo. Vergessen Sie bei all der Lauferei nicht ans Essen zu denken. Führen Sie das Kochen als ein fixes Ritual in Ihr Leben ein. Wenn Sie nicht gerne alleine kochen, laden Sie zwischendurch Freunde ein und kochen Sie zusammen. Probieren Sie neue Rezepte aus und trauen Sie sich neues auszuprobieren. Wenn es dann doch nicht so gut schmeckt, probieren Sie halt was Anderes. Wenn Sie jedoch alleine nicht den Durchblick kriegen, gibt es etliche Bücher zu gesunder Ernährung und wie man das ganze angehen kann. Reden Sie auch mit Freunden und Verwandten und holen Sie sich dort nützliche Tipps. Wenn Sie auf Nummer sicher gehen wollen, können Sie auch einen

Termin bei der Ernährungsberatung machen. Doch dieser Service ist meist teuer. Versuchen Sie daher so gut wie möglich auf Ihren Körper zu hören und sich das Geld zu sparen. Mit der Zeit lernt man seinen Körper kennen, man muss nur Geduld haben.

Schnappen Sie sich Laptop oder Notizpapier und fangen Sie an Aktivitäten aufzuschreiben, die Sie in nächster Zeit betreiben werden und legen Sie sich schon einmal die Laufschuhe für Morgen zurecht.

Viel Spaß beim Laufen!

Selbstmotivation:

Die Kunst der Motivation. Wie Sie Ihren Fokus und Ihre Leistungsfähigkeit zurückbekommen und dauerhaft mehr erreichen.

Lisa Seifert

Kennen Sie das auch, wenn Sie sich etwas voller Elan vornehmen, sei es eine Aktivität, die Sie am nächsten Tag ausführen wollen oder eine größere Idee, welche Sie endlich in die Tat umsetzen wollen, doch wenn dann der besagte Tag kommt, ist der Elan vom Vortag wie weggeblasen und dann findet man immer einen Grund wieso es dann doch nicht geklappt hat?

Da sind Sie mit dieser Thematik bei Weitem nicht die einzige Person. Sehr oft fehlt es uns an Selbstmotivation um etwas zu verändern oder in die Tat umzusetzen. Dieses Buch soll Ihnen helfen Ihre Selbstmotivation wiederzufinden; die Betonung liegt hier auf dem „wieder", da ein jeder Mensch diese Motivation in sich trägt, man muss diese einfach nur herauslocken. Ein jeder Mensch hat Ideen, Ziele und Wünsche, die er gerne durchsetzen würde. Doch wo soll man da bloß anfangen? Zu Beginn ist es immer schwierig bei einem Plan den Anfang zu finden. Oftmals hört man dann den Rat, dass man sich in die Sache stürzen und einfach einmal irgendwo anfangen soll. Doch so einfach das auch klingen mag, kann sich diese Methode als richtig nervenaufreibend herausstellen. Bei dem „Ich-fang-einfach-einmal-an Plan" ist man ohne die richtige Vorbereitung schnell einmal überfordert und frustriert, weil es nicht so voran geht wie man es sich vorgestellt hat.

Daher wird Sie dieses Buch zuerst einmal durch die Vorbereitung begleiten und Ihnen zeigen wie Sie Ihre Selbstmotivation finden und dazu gehört auch, wie man sich im Leben Selbstdisziplin aneignen kann. Denn egal wie hoch die Selbstmotivation ist, manchmal wird sie nicht reichen und dann wird wohl oder übel die Selbstdisziplin eingreifen müssen.

Doch fangen wir einfach einmal mit einer kleinen Denkaufgabe an.

Inhaltsverzeichnis

Kapitel 1 – Was motiviert Sie im Leben?

Was ist der Grund dafür, dass Sie nun dieses Buch in der Hand halten und über Selbstmotivation lesen? Haben Sie ein bestimmtes Ziel vor Augen, das Sie schon länger verfolgen oder wollen Sie schon lange etwas in Ihrem Leben ändern?

Es ist wichtig, dass Sie sich einmal Zeit nehmen und sich genau überlegen was die Antwort ist. Wenn Sie nun das Ziel vor Augen haben, ist es an der Zeit sich zu überlegen, wieso Sie überhaupt dieses bestimmte Ziel verfolgen. Denn nur wenn das Motiv ein persönliches ist und für Sie als Mensch relevant ist, wird es auch möglich sein, motiviert und glücklich an die Sache heranzugehen. Wenn Sie etwas anstreben auf Grund von äußeren Motiven, wie Anerkennung von anderen Menschen oder einer gesellschaftlichen Norm, werden Sie auf Dauer nicht glücklich sein damit. Nur wenn das innere persönliche Motiv mit Ihrer Handlung übereinstimmt, können Sie auch zufrieden mit sich selbst sein. Manchmal denkt man kurz darüber nach wieso man etwas tut und häufig kommen wir zum Schluss, dass das einfach so ist und wir das wollen. Doch lassen Sie sich selbst nicht so leicht abspeisen und hören Sie nicht auf nachzudenken, bis Sie einen Grund gefunden haben, der mit Ihrer Persönlichkeit übereinstimmt. Hier ein praktisches Beispiel mit dem sich viele Menschen im Leben einmal konfrontiert sehen werden: das Kind kriegen. Es scheint so, als ob eine Familie gründen etwas ist, das zum Leben eines Menschen dazugehört. Wenn sich Frau oder Mann schlussendlich freiwillig entscheidet keine Kinder zu haben, herrscht meist ein Gegenwind von den Menschen in ihrer Umgebung. Häufig gibt es aber keinen konkreten Grund für den Aufruhr, aber irgendwie gehört das doch einfach zum Leben dazu. Genau so wie irgendwann ein großes Haus besitzen, ein schickes Auto fahren und verheiratet sein, oder? Wenn Sie jedoch keine Kinder haben wollen oder einen „alternativen" Lebensstil verfolgen, dann werden Sie trotz Gegenwind – der Ihnen nach einer kurzen Zeit schon wie eine leichte Brise vorkommen wird – ein ausgefülltes und glücklicheres Leben haben, als wenn Sie Ziele verfolgen, die eigentlich nicht Ihre sind.

Während der Zielverfolgung werden Sie vielleicht motivierter denn je sein, doch am Ziel angelangt, werden Sie merken, dass die Anerkennung anderer doch nicht so erfüllend ist wie es scheinen mag. Denken Sie also immer daran, dass Sie nur glücklich werden können, wenn Sie glücklich mit sich selbst und Ihrem Handeln sind.

Ein Junge, der seinen Eltern zu Liebe Klavierspielen lernt oder ein Mädchen das Tanzen, werden dabei auf lange Sicht hin nicht glücklich sein, wenn es nicht auch das ist, was sie selbst anstreben.

Wenn Sie schlussendlich zur Erkenntnis gelangen, dass das, was Sie angestrebt haben doch nicht das ist, was Sie wirklich wollen, dann lassen Sie es sein und suchen sich ein anderes Projekt, welches Sie verfolgen wollen. Denn es ist wichtig, dass Sie etwas im Leben haben, das nur Ihnen gehört. Der Alltag ist schon stressig genug, egal ob man Hausfrau oder – Mann ist oder in der Arbeitswelt tätig ist, ein jeder Mensch sollte etwas haben, womit er abschalten und sich ganz auf sich fokussieren kann. Vergessen Sie bei allen Ihren Aufgaben nicht, dass Sie sich selbst immer wieder in den Fokus stellen und sich nur um sich kümmern sollten. So können Sie wieder etwas Energie tanken und werden garantiert zufriedener mit sich selbst sein.

Doch wenn Sie sich für sich selbst Zeit nehmen wollen, brauchen Sie dafür einen geregelten und strukturierten Alltag. Nur durch Struktur und Planung werden Sie nicht von den Aufgaben überrollt und können so Ihren Motivationspegel für Ihre persönlichen Dinge aufrechterhalten.

Kapitel 2 – Struktur in den Alltag bringen – Planung ist alles

Bevor Sie überhaupt neue Dinge in Ihren Alltag integrieren können und noch mehr in Angriff nehmen wollen, müssen Sie sich zuerst einmal Übersicht über Ihren Alltag oder noch besser Ihre Woche verschaffen. Wann waschen Sie Wäsche? Wann stehen Sie ungefähr auf und wann gehen Sie ins Bett? Wann gehen Sie einkaufen? Und so weiter. Ein jeder von uns hat viele Verpflichtungen, denen er nachgehen muss, das Wichtigste ist einfach einmal Ordnung in all diese Dinge zu bringen, falls Sie das nicht schon jetzt haben. Am einfachsten wäre es, wenn Sie sich einen fixen Tag in der Woche aussuchen, an dem Sie einkaufen gehen und zwei fixe Tage an denen Sie die Wäsche machen, einen weiteren an dem Sie staubsaugen wollen und etwas putzen etc. Vor allem aber sind Wäsche waschen und Einkaufen die zwei Haushaltstätigkeiten, die am meisten Zeit beanspruchen, daher sollten Sie zuerst einmal diese fix einplanen. An denen können Sie dann Ihre restlichen Tätigkeiten planen. Natürlich sollten aber nicht nur alle „To-Dos" eingeplant werden, sondern auch Ihre Freizeit. Wenn Sie an einem Abend noch einkaufen gehen, bleibt an diesem Tag nicht mehr so viel Zeit für Sie übrig, versuchen Sie sich aber nichtsdestotrotz ein paar Minuten zu nehmen und noch etwas zu machen, das Ihnen Spaß macht. Am nächsten Abend können Sie dafür etwas mehr Zeit für sich einplanen und etwas Größeres im Gegensatz zum gestrigen Tag machen, wie etwa ein Vollbad nehmen.

Am einfachsten jedoch ist es, wenn Sie Stift und Papier zur Hand nehmen und sich eine Art Stundenplan machen. Das heißt jetzt überhaupt nicht, dass jede Minute Ihres Tages verplant werden muss, denn auch Spontanität gehört zu einem erfüllten Leben dazu. Jedoch können Sie durch den Stundenplan Ihre Woche im Auge behalten und so auf den ersten Blick sehen, was es noch zu tun gibt und was je nachdem noch warten kann. Wenn Sie all Ihre Pflichten eingetragen haben, nehmen Sie eine andere Farbe zur Hand und tragen Sie damit Ihre Freizeit ein. Nichts motiviert mehr als auf den Plan zu schauen und seine Freizeitfelder hinausstehen zu sehen.

Wenn Sie mit dem Plan zufrieden sind, hängen Sie diesen irgendwo in der Küche auf, wo er gut sichtbar ist, beispielsweise am Kühlschrank.

Kapitel 3 – Struktur in den Alltag bringen – der Schlafrhythmus und Routinen

Viele Menschen haben die Tendenz dazu den Schlaf zu vernachlässigen, dafür wird am Abend noch etwas länger gearbeitet oder sonst noch was erledigt. Am nächsten Morgen wacht man dafür gerädert auf und freut sich schon auf den Feierabend noch bevor der Tag überhaupt angefangen hat. Dann ist es verständlich, dass man weniger mag und nicht gerade vor Motivation nur so strotzt. Doch manchmal scheint es, dass man kaum Zeit für die grundlegenden Sachen hat, wo soll man sich noch mehr Zeit für den Schlaf freischaufeln? Sie werden vielleicht überrascht sein, doch manchmal ist für einen ausgeruhten Geist gar nicht nötig einen ganzen Morgen durchzuschlafen (denn auch zu viel Schlaf kann müde machen und ist nicht unbedingt gut für den Körper). Jeder Mensch hat ein anderes Schlafbedürfnis, manche brauchen mehr schlaf, andere weniger. Viel wichtiger ist es, dass man feste Einschlaf-und Aufwachzeiten hat. Dabei sollten Sie als aller erstes darauf achten, dass Sie Ihr Bett nur zum Schlafen benutzen und tagsüber nicht darin arbeiten oder essen. Am Abend sollten Sie zudem nur ins Bett gehen, wenn Sie auch wirklich müde sind. Sich im Bett rumwälzen und auf den Sandmann zu warten bringt nichts. Das Gleiche gilt auch, wenn Sie seit einer längeren Zeit im Bett liegen und nicht einschlafen können. Stehen Sie auf und begeben Sie sich in ein anderes Zimmer, dort können Sie ja ein Buch lesen oder sonst einer entspannenden Tätigkeit nachgehen. Lassen Sie sich jedoch nicht dazu verleiten den Fernseher einzuschalten oder Nachrichten auf dem Smartphone zu lesen. Je nachdem können Bilder und Nachrichten beunruhigend sein und nur zu mehr Stress führen. Gönnen Sie sich lieber eine kleine Tasse Baldrian Tee, der wirkt nämlich einschläfernd. Zudem können Sie in Ihrem Zimmer Lavendelkissen aufstellen oder Kerzen, deren Duft für Sie beruhigend wirkt. Achten Sie ebenfalls darauf, dass Sie kein grelles Licht in Ihrem Zimmer haben. Eine Leselampe oder eine kleinere Lampe neben dem Bett tut es auch schon. Zum Schluss kann es auch sehr hilfreich fürs Einschlafen sein, wenn Sie jeden Abend ein Einschlafritual durchführen. Dabei kommt es nicht darauf an, was es ist, es soll lediglich entspannend wirken. Hier ein paar Ideen:

Ein kurzer Abendspaziergang; ein Vollbad nehmen; ein paar Seiten im Lieblingsbuch lesen; eine Duftkerze anzünden und entspannen; meditieren; sich auf dem Sofa hinlegen, die Augen schließen und klassische Musik hören; Tagebuch schreiben etc. Es gibt noch viele weitere Möglichkeiten, jetzt liegt es nur noch an Ihnen sich eine davon auszusuchen.

Am Morgen dann braucht jeder seine Zeit um wach zu werden, die Glücklichen, die zu den Frühaufstehern gehören, können die nächsten Tipps getrost ignorieren. Diejenigen, die nicht zu dieser Sparte gehören, nicht verzweifeln. Denn auch für Sie gibt es Rettung! Neben dem Morgenkaffee, den sich viele gönnen, gibt es auch noch einige weitere Tipps hier.

Wenn der Wecker klingelt, stehen Sie sofort auf und widerstehen

Sie der Versuchung die Snooze-Taste zu drücken und nochmals einzuschlafen. Das darauffolgende Wiedereinschlafen verschlimmert das Aufstehen um einiges. Dabei ist das Prinzip einfach zu erklären: Der Schlaf ist in verschiedene Zyklen eingeteilt, wenn dann der Wecker klingelt und wir kurze Zeit wach sind und dann wieder einschlafen, fallen wir schnell wieder in den Tiefschlaf; wenn wir aus diesem gerissen werden, brummt der Kopf und man fühlt sich noch unausgeschlafener als beim ersten Aufwachen. Geben Sie sich daher einen Ruck am Morgen und stehen Sie so schnell wie möglich auf. Für viele ist der Trick zum Wach werden eine kühle Dusche. Es braucht am Anfang zwar etwas Überwindung, doch durch das kühle Wasser wird die Durchblutung angekurbelt und man fühlt sich nicht nur wacher, sondern der Körper ist es auch effektiv. Das Aufwachen und Überwinden kann auch einfacher gestaltet werden, wenn man sich selbst im Nachhinein belohnt mit etwas Kleinem, wie etwa einem leckeren Frühstück oder dem Einkuscheln in einen flauschigen Bademantel.

Versuchen Sie Stress zu vermeiden, dass macht nur schlechte Laune und dann kommen Sie schon unruhig zur Arbeit. Stehen Sie stattdessen 10 Minuten früher auf, dafür können Sie es am Morgen gemütlich nehmen. Dabei sollten Sie auch immer mindestens 15 Minuten für ein Frühstück einplanen, gehen Sie nicht ohne etwas gegessen zu haben aus dem Haus. Viele Menschen gönnen sich am Morgen den berühmten Morgenkaffee und eine Zigarette. Falls Sie auch zu dieser Sorte Mensch gehören, sollten Sie diese Art von Frühstück schleunigst ändern (mit dem Rauchen aufzuhören könnten Sie sich später als größeres Ziel setzen). Der Mensch braucht am Morgen ein gutes Frühstück um mit voller Energie starten zu können. Studien haben zu dem erwiesen, dass Menschen, die nicht Frühstücken, langfristig gesehen zunehmen, da nach so vielen Stunden der Heißhunger aufkommt und man dann beim Mittagessen erst recht zuschlägt. Wenn Sie am Morgen keinen Appetit verspüren, können Sie versuchen sich schrittweise an das Frühstück anzunähern. Versuchen Sie dabei in den ersten Tagen herauszufinden, was Ihnen am Morgen schmeckt und was Sie gut vertragen. Gut eignen sich Haferflocken und ein Kamillentee dazu, der beruhigt den Magen.

Kapitel 4 – Struktur in den Alltag bringen – Morgendliche Aktivitäten

Der erste Schritt um seine gesamte Selbstmotivation und Disziplin zu stärken ist, mit etwas Kleinem anzufangen, das Sie in Ihren Alltag einführen und regelmäßig machen. Haben Sie ein Buch zuhause herumliegen, das Sie schon lange einmal Lesen wollten? Dann fangen Sie damit an jeden Abend vor dem Schlafen gehen mindestens fünf Seiten zu lesen. Eine Angelegenheit, die etwas mehr Überwindung braucht, ist der Morgensport. Vor allem Menschen, die viel im Büro sitzen, würden gerne mehr Sport treiben, finden aber nicht die Zeit dazu. Das Kapitel 2 war daher die perfekte Grundlage um nun überhaupt über den Morgensport nachdenken zu können. Denn Sie werden schon nach einer kurzen Zeit merken, dass Sie in Ihrem Alltag fitter und wacher sind, obwohl Sie nicht unbedingt mehr geschlafen haben - jedoch hat Ihre Schlafqualität zugenommen. Wenn man über den Tag oder am Abend keine Zeit für den Sport finden kann, ist der Morgen die perfekte Zeit dafür. Viele schlafen dann noch und Sie haben zu dieser Zeit Ihre Ruhe und können die frische Morgenluft genießen. Diejenigen Menschen, die regelmäßig Sport betreiben, berichten, dass Sie am Morgen viel wacher und voller Energie sind. Daher spricht nichts dagegen dieses Wunderwachmittel einmal auszuprobieren. Dabei kommt es nicht darauf an welchen Sport oder Aktivität Sie betreiben, Sie sollten einfach Spaß daran haben. Joggen, Fahrradfahren, ein Besuch im Fitnessstudio oder

Schwimmen sind da die perfekten Möglichkeiten. Achten Sie einfach darauf, dass Sie für den Ausführungsort nicht zu weit fahren oder gehen müssen. Wenn man jeden Morgen einen weiten Weg zurücklegen muss und alleine darum schon viel Zeit verliert, sinkt die Motivation bald wieder. Machen Sie es sich daher nicht unnötig schwer, vor allem am Anfang nicht. Für blutige Anfänger wäre eine Runde Joggen oder Laufen die beste Möglichkeit. Denn dafür muss man nicht groß planen oder irgendwohin fahren, der Aufwand wird so minimal gehalten und Sie können sich so nur auf die Überwindung Ihres Schweinehundes konzentrieren. Aber Achtung, übertreiben Sie es am Anfang nicht mit dem Sport! Wenn Sie vorher noch nie gejoggt sind, informieren Sie sich gut darüber und besorgen Sie sich ein gutes Paar Schuhe in einem Sportgeschäft. Am Anfang sollten Sie nicht mehr als 3x pro Woche joggen gehen. Sie müssen Ihrem Körper zwischendurch genug Pausen gönnen um sich wieder regenerieren zu können, ansonsten sind Sie nur noch müder und leiden an sauren Muskeln. An den Tagen, an denen Sie nicht joggen, können Sie einen Spaziergang einlegen oder im Schwimmbad leicht schwimmen. Wenn Sie dann langsam in die Routine gekommen sind, können Sie immer wieder neue Dinge ausprobieren und sich je nachdem etwas mehr Zeit nehmen. Am Anfang wird jeder immer wieder ein paar Tage erleben, an denen alleine schon das Aufstehen aus dem Bett schwerfällt, auch wenn Sie sich an den Rhythmus gewöhnt haben, wird es noch solche Tage geben. Mit diesem Gefühl sollten Sie sich so schnell wie möglich abfinden und anfreunden. Es ist normal, dass ein jeder Mensch seine besseren und weniger guten Tage hat. Das Wichtigste dabei ist einfach, dass Sie sich trotz Unlust überwinden und hinausgehen. Nur so können Sie Erfolgsgefühle verzeichnen und später dann darauf zurückgreifen, wenn Sie die größeren Dinge im Leben anpacken. Wenn Sie es an einem Morgen einfach nicht geschafft haben sich zu überwinden, dann holen Sie es einfach am Abend nach; komme was da wolle, lassen Sie nicht locker! Nur so können Sie eine eiserne Disziplin erlangen.

Kapitel 5 – Eins nach dem anderen

Es ist wichtig seine Aufgaben nicht aufzuschieben, sondern sofort zu erledigen. Manchmal jedoch steht ein so großer Berg von Aufgaben vor uns, dass man nicht weiß, wo man anfangen soll. Viele Menschen denken, dass es dann am besten ist, wenn man mit der mühsamsten Aufgabe anfängt, dann hat man ja schließlich das Schlimmste hinter sich. Doch genau solch ein Vorgehen kann ein richtiger Motivationskiller sein. Denn häufig beansprucht eine große und schwere Aufgabe viel Zeit und Energie, oftmals erfährt man auch Frustration. Und wenn man dann die Aufgabe gemeistert hat, bleibt wenig Energie und Lust sich an weitere Dinge zu machen. Aus diesem Grund ist es am besten, wenn man mit den kleinen Dingen anfängt und sich erst dann an die größte Aufgabe macht. Kleinigkeiten sind schnell erledigt und stellen meist keine großen Hürden dar und am Schluss hat man dann einen freien Kopf für einen letzten längeren Anlauf. Zudem ist das Selbstwertgefühl gesteigert durch die ganzen kleinen Erfolgserlebnisse, die man durch die erledigten Aufgaben erhalten hat.

Dieses Beispiel lässt sich übertragen auf eine größere Lebensaufgabe oder ein Ziel das man verfolgt: Wenn man sich etwas fest vorgenommen hat, wie etwa mit dem Rauchen aufzuhören, weiß man schon meist im Voraus, dass der Weg zum Ziel oftmals nicht einfach sein wird. Und so sollte man mit den kleinen Aufgaben anfangen und vor allem auch auf die kleinen Dinge stolz sein. Man wird nicht vom einen auf den anderen Tag ganz aufhören können zu rauchen, doch man kann nach und nach versuchen immer eine Zigarette weniger zu rauchen und es sich so langsam abgewöhnen.

Loben Sie sich ruhig selbst, das ist wichtig um die Motivation aufrecht zu erhalten. Wenn Sie sich ständig nur kritisieren und nie zufrieden mit sich selbst sind, verfallen Sie nur in Unzufriedenheit und Stress. Wenn Sie mögen, können Sie Ihre Erfolge auch in einem kleinen Heft vermerken und eine Art Tagebuch schreiben. So haben Sie die Möglichkeit bei Misserfolgen oder bei einer schlechten Phase, wo Ihre Selbstmotivation nicht mehr so hoch oben ist, sich vor Augen zu führen wie viel Sie eigentlich schon geschafft haben und den nächsten Schritt auch schaffen werden. Das Wichtigste, das Sie sich aus dem Kapitel nehmen sollten, ist, dass Sie sich nicht von Anfang an überrumpeln lassen sollten nur weil ein Berg von Aufgaben vor Ihnen steht. Für alles gibt es irgendwann eine Lösung, man muss nur geduldig sein und die kleinsten Dinge einmal angehen.

Kapitel 6 – Fokussieren Sie sich immer nur auf eine Sache

Das mit dem Fokus ist so eine Sache. Wie soll man sich während der letzten halbe Stunde auf die Arbeit konzentrieren, wenn man schon den Einkaufsplan, das Treffen mit einer Kollegin in zwei Tagen und den Putzplan für das Wochenende im Kopf hat? Die meisten Menschen, die von Multitasking reden, behaupten, dass man mehrere Sachen auf einmal machen kann (und dabei die Frauen angeblich die unangefochtenen Meister sind). Die Vorstellung ist schön, wenn es dies so wirklich gäbe. Jedoch sieht die Realität beim Verarbeiten mehrerer Informationen nicht so rosig aus wie der Begriff wohl möglich erahnen lässt. Wenn man versucht sich auf mehrere Dinge gleichzeitig zu fokussieren, geht ein großer Teil der Informationen verloren. Obwohl Sie scheinbar wunderbar telefonieren und gleichzeitig ein E-Mail verfassen können, werden Sie beim Schreiben immer wieder ins Stocken geraten, da Sie auch dem Gesprächspartner zuhören wollen und somit den Gedankenfluss immer wieder unterbrechen. Andererseits werden Sie nie das ganze Gespräch mitbekommen können, da Sie sich Mühe geben das E-Mail zu verfassen. Um sich vor Augen zu führen, wie viel man beim Multitasking an Informationen nicht mitbekommt, tun Sie folgendes: Spielen Sie eine kurze Folge von Ihrer Lieblingsserie oder einer Dokumentation ab und tun Sie dabei etwas anderes wie E-Mails checken. Wenn die Folge durch ist, sehen Sie sich diese nochmals an, aber dieses Mal tun Sie nur das ohne dabei etwas anderes zu tun. Na, viel verpasst?

Die Quintessenz hier ist, dass man viel mehr an Zeit und Effizienz verliert, wenn man versucht Dinge gleichzeitig zu machen. Daher sollten Sie sich das Kapitel 5 („Eins nach dem anderen") wirklich ans Herz legen, um Ihrer kostbaren Zeit Willen. Denn obwohl man das Gefühl hat alles unter Kontrolle zu haben, trügt der Schein oft. Das Gleiche gilt auch für das Auto fahren. Kommen Sie nicht in Versuchung dabei zu telefonieren oder gar zu simsen. Studien haben nämlich gezeigt, dass die Fahrer dabei nur noch einen Tunnelblick aufsetzen und rundherum gar nicht merken, was sich abspielt. Merken Sie sich also: Beim Multitasking sieht man schon beides, aber von beidem eben nur einen kleinen Teil davon, der Rest geht verloren.

Kapitel 7 – Eine störfreie Zone aufbauen

Wenn ungeliebte Arbeit vor der Türe steht, hat man schnell einmal die Tendenz Dinge aufzuschieben. Doch während der vorherigen Kapitel haben wir gelernt, dass es wichtig ist, dass wenn man sich an die Arbeit gesetzt hat, seinen Plan auch durchzieht um sein Selbstvertrauen und Disziplin aufzubauen. Doch manchmal gibt es die Momente, wo dann das Telefon klingelt, man „kurz" rangeht, dann ist auch noch das Wasser für den Kaffee fertig. Wieder hingesetzt, will der Partner etwas von einem und so weiter. Schlussendlich ist dann schnell eine Stunde vergangen und man hat immer noch nichts Produktives gemacht und ist dann frustriert, weil man einfach nicht weiterkommt. Solche Szenarien sind Gift für die Motivation und bringen Sie nicht weiter. Daher müssen Sie darauf achten, dass Sie Ihren Arbeitsplatz für eine störfreie Zone erklären. Arbeiten Sie nicht im Wohnzimmer, wo Leute immer wieder durchlaufen und Sie stören. Suchen Sie zum Arbeiten immer Ihr Büro auf oder, falls Sie keines zu Hause haben, ein anderes Zimmer mit einem Stuhl und Tisch. Arbeiten Sie nicht in Ihrem Bett. Wie schon im Kapitel 3 erwähnt wurde, sollte das Bett ausschließlich zum Schlafen benutzt werden. Es ist wichtig, dass Sie sich in dem Raum, wo Sie arbeiten, wohl fühlen. Er sollte auf jeden Fall gut durchgelüftet und nicht vollgestellt sein, das lenkt nur ab. Wenn Sie aber kein geeignetes Zimmer zu Hause haben, gehen Sie raus aus dem Haus und in die Stadtbibliothek. Dort gibt es praktisch immer Arbeitsplätze, wo vollkommene Ruhe erwartet wird. Dorthin kann jeder kommen, dafür müssen Sie auch kein Mitglied der Bibliothek sein. Wenn Sie in der Nähe Ihres Wohnortes eine Universität haben, umso besser. In den Bibliotheken und Arbeitsplätzen herrscht dort ebenfalls vollkommene Stille und bei dem Anblick der konzentrierten Studenten, lässt das schlechte Gewissen nicht lange auf sich warten und Sie fangen an zu arbeiten. Jedoch ist nicht für die komplette Stille geeignet. Manche Menschen können sich besser konzentrieren, wenn Sie in einem Café arbeiten oder sonst irgendwo, wo es „belebter" ist. Jeder muss für sich selbst entscheiden, was bessergeht. Scheuen Sie sich nicht davor neue Arbeitsplätze auszuprobieren, Sie werden überrascht sein, wo man alles arbeiten kann. Wenn Sie nun Ihren Platz gefunden haben, geht es darum wie Sie arbeiten. Wenn Sie nun zu Hause arbeiten, gibt es folgendes zu beachten:

Setzen Sie sich nicht sofort an die Arbeit. Stellen Sie sicher, dass Sie nicht hungrig oder durstig sind. Wenn noch viel Arbeit ansteht, sollten Sie sich nicht an den Herd stellen und noch kochen. Machen Sie sich ein Sandwich und trinken Sie ein Glas Wasser, das sollte für den Moment reichen. Und erledigen Sie wirklich nur das Nötigste. Widerstehen Sie der Versuchung noch das Schlafzimmer aufzuräumen oder die Küche zu putzen, all diese großen Arbeiten kommen erst nachdem Sie fertig sind mit Ihrer Priorität. Nehmen Sie sich zudem etwas Kleines zum Knabbern und zum Trinken mit für zwischendurch. Wenn die Grundbedürfnisse gestillt sind, gilt es nun die Mitmenschen zu informieren. Sagen Sie den Menschen im Haus, dass Sie nicht gestört werden möchten und noch eine wichtige Arbeit vor sich haben. Bevor Sie sich nun in Ihr Arbeitszimmer begeben, stellen Sie Ihr Handy und alle elektronischen Geräte, die Sie momentan nicht brauchen ab und platzieren Sie diese am besten außerhalb des Zimmers. Ansonsten schaut man zwischendurch nur schnell einmal drauf, beantwortet die eine oder andere Nachricht, schaut noch etwas nach usw., Sie kennen es ja. Machen Sie es sich daher nicht unnötig schwer und entfernen Sie alles im Zimmer, was Sie ablenken könnte. Es mag zwar drastisch erscheinen, doch, wenn Sie vor sich nur noch die Arbeit und sonst nichts Interessantes im Zimmer haben, entpuppt sich schließlich Ihre Arbeit zum Interessantesten. Während des Arbeitens ist es wichtig, dass Sie zwischendurch einmal aufstehen und etwas herumlaufen, lüften Sie immer wieder durch um genug Sauerstoff im Zimmer zu haben. Idealerweise sollten Sie nach jeder Stunde etwas umherlaufen und 10-15 Minuten Pause einlegen. So werden Sie viel weniger schnell müde und versteift. Wenn Sie schließlich endlich fertig geworden sind, sollten Sie sich unbedingt etwas Schönes gönnen, wie ein gutes Buch lesen, ein Bad nehmen oder etwas Fernseher schauen.

Wenn Sie jedoch zu den Menschen gehören, denen die Stille und leere Räume gar nicht zusagt, dann sollten Sie unbedingt daran denken Ohropax oder Musik mitzunehmen. Denn bei voller Lautstärke in einem Café oder dem ständigen Geräusch von umblätternden Seiten, kann die Konzentration schon mal schwächeln und dann wäre es gut auch etwas Ruhe zu haben. Auch hier sollten Sie unbedingt an Pausen denken und zwischendurch an die frische Luft gehen um den Kopf wieder frei zu bekommen.

Doch egal ob Sie alleine für sich sind oder in einem Saal voller Menschen, verlangen Sie nicht zu viel von sich selbst. Auch hier ist es wichtig, dass man sich vor dem Beginn realistische Ziele setzt und sich nicht überfordert. Spät am Abend noch stundenlang zu arbeiten ist mit der Zeit einfach nur noch kontraproduktiv. Ersetzen Sie nie einen Teil des Schlafes durch Arbeit. Wenn Sie bis spät in die Nacht arbeiten, ist Ihre Konzentration schon lange am Tiefpunkt und spätestens morgen am Morgen werden Sie es bereuen nicht schlafen gegangen zu sein. Daher ist Vorplanung das A und O. So kommen Sie nicht in Stress und müssen nicht alles in einen kleinen Zeitrahmen quetschen. Es ist für Sie selbst angenehmer und eine Wohltat für Ihre Motivation, wenn Sie eine große Arbeit häppchenweise angehen und sich vornehmen jeden Abend eine Stunde dran zu sitzen. Wenn es nicht nötig ist, zwingen Sie sich nicht mehr zu arbeiten als Sie können. Wenn Sie mal merken, dass heute nicht Ihr Tag ist oder Sie sich einfach nicht konzentrieren können, nehmen Sie sich diesen Abend frei und entspannen Sie sich. So können Sie am nächsten Tag munter an die Arbeit gehen und etwas von gestern wieder nachholen.

Kapitel 8 - Lernen Sie geduldig zu sein

Bei dem Prozess seine Selbstmotivation und damit Disziplin steigern zu wollen, muss man sich ebenfalls in Geduld üben können. Denn oftmals im Leben sind wir und werden noch an Punkte im Leben gelangen, wo es dann nicht so gut laufen wird, wie wir es erwartet haben und manchmal werden wir uns einen größeren Fortschritt versprechen, als er dann in Wahrheit ist. Daher ist es unablässig, dass Sie lernen mit dem Gefühl von Spannung und Ungeduld umzugehen. Nur so können Sie auch motiviert bleiben und Verfallen der Enttäuschung nicht. Doch so einfach wie das gesagt wird, „einfach mal abzuwarten", sieht die Realität oftmals anders aus. Darum sollten Sie es einfach einmal mit kleinen Übungen im Alltag versuchen, dabei kann Ihnen die Post sehr gut helfen.

Dazu noch eine kleine Geschichte:

Ein Schüler eines, im asiatischen Raum bekannten Zen-Meisters war einst zu Besuch im Haus seines Lehrers. Als dann die Post kam, war dort ein Brief dabei von der Familie des Zen-Meisters. Er hatte schon lange Zeit auf den Brief gewartet, dies wusste der Schüler. Doch entgegen dessen Erwartung, sah sich der Meister den Brief an und legte ihn wieder zurück. Verwirrt hatte ihn der Schüler gefragt, wieso er denn Brief nicht öffnen würde, da er doch schon so lange sehnlichst darauf warte. Der Meister hatte sich zu seinem Schüler umgedreht und ihm erklärt, dass man sich im Leben in jeder Situation in Geduld üben muss und nichts mit Hast verüben sollte. Erst als seine innere Aufregung sich gelegt hatte und er zur Ruhe gekommen war, hatte er den Brief in die Hand genommen und ihn geöffnet. So war es ihm möglich in Ruhe zu lesen und sich vollumfänglich auf dessen Inhalt zu konzentrieren.

Gibt es einen Brief, ein Paket oder Email, auf das Sie schon lange warten oder es kaum erwarten können dies zu bekommen? Wenn ja, dann tun Sie folgendes wenn es gewünschte Stück endlich angekommen ist: Tun Sie erst einmal nichts. Legen Sie beispielsweise den Brief bei Seite auf den Tisch und gehen Sie weg. Warten Sie bis das Gefühl von Aufregung und Spannung verfolgen ist, indem Sie sich ablenken und aktiv versuchen zu beruhigen. Versuchen Sie es mit tiefem Durchatmen oder kurzem Spazieren. Am nächsten Morgen dann dürfen Sie den Brief öffnen, aber ohne Hast. Lassen Sie sich Zeit und führen Sie alle Bewegungen ruhig und konzentriert aus. Durch diese Methode lernen Sie auch bei starken Bedürfnissen sich selbst und Ihren Körper zu kontrollieren und Ruhe zu bewahren. Diese Eigenschaften sind essentiell für das Aufrechterhalten der Selbstmotivation.

Kapitel 9 – Fordern Sie sich selbst immer wieder heraus

Nicht nur die kleinen Dinge im Leben sind wichtig um den Glauben an sich zu stärken, genau so ist es wichtig, dass Sie versuchen sich immer wieder von neuem herauszufordern und Dinge auszuprobieren, die Sie sich bis jetzt nicht getraut haben. Sind Sie beispielsweise eine schüchterne Person? Dann versuchen Sie das nächste Mal beim Kaffee bestellen einen kleinen Small Talk mit der Bedienung anzufangen. Oder leiden Sie an Höhenangst? Dann ist es höchste Zeit, dass Sie dem Kletterpark in Ihrer Nähe einen Besuch abstatten. Niemand erwartet von Ihnen, dass Sie jetzt stundenlang mit der Kassiererin reden oder die Spitze der Kletterwand erreichen. Versuchen Sie jedoch sich selbst dazu zu bringen, dass Sie dafür eine Minute plaudern oder über die Sicherheitsgrenze der Wand kommen, wo man noch ohne Geschirr rauf dürfte. Natürlich wäre es bei solchen Überwindungsaufgaben einfacher, wenn man eine bekannte Person bei sich hat, die einem unterstützt. Geben Sie sich jedoch einen Ruck und trauen Sie sich alleine heraus. Nur dann werden Sie Ihr volles Potential erkennen und sehen zu was Sie alleine alles fähig sind. Solche Erfahrungen werden Ihr Selbstbewusstsein enorm stärken und Sie haben immer wieder motivierende Momente in Ihrem Kopf, auf die Sie bei unsicheren Zeiten zurückgreifen können. Doch das Überwinden von Ängsten ist nicht nur hilfreich für das Stärken der Eigenmotivation, sondern auch essentiell für die gesamte

Weiterentwicklung der eigenen Persönlichkeit und seinen Stärken. Wir können Ängste und Sorgen nicht komplett aus unserem Leben verbannen, es wird immer wieder Momente geben, bei denen solche Gefühle aufkommen. Man darf jedoch nicht zulassen, dass sie die Oberhand in unserem Leben gewinnen. Wenn Sie nun das nächste Mal in einem Hochhaus stehen und Sie die Angst packt, erinnern Sie sich einfach daran, wie Sie an der Kletterwand hochgekommen sind und Ihre Angst besiegt haben.

All diese Tipps sind extrem hilfreich für Menschen, die an milden Ängsten leiden (so wie jeder Mensch auf dieser Welt seine eigenen hat). Wenn jedoch Phobien und Panikattacken dazu kommen und diese Ihre Lebensqualität einschränken (Im Fall von den Beispielen dieses Kapitel wäre es: Sie können nicht mit anderen Menschen reden oder trauen sich in kein hohes Gebäude), sollten Sie sich professionelle Hilfe zur Seite holen. Viele Menschen sehen es als Misserfolg oder Schwäche, wenn sie sich Hilfe holen. Doch genau das Gegenteil ist der Fall. Es braucht sehr viel Mut und Entschlossenheit sich seine Schwächen einzugestehen und dann etwas dagegen zu tun. Und schlussendlich können Sie dabei nichts verlieren. Wenn das Coachen oder die Unterstützung von einem Psychologen doch nichts für Sie ist, dann können Sie auch jederzeit aufhören. Lassen Sie sich jedoch etwas Zeit. Es ist für jeden Menschen ungewohnt, wenn nicht etwas unangenehm, wenn er einem Fremden von seinen Schwächen und Gedanken erzählen muss. Doch mit der Zeit gewöhnt man sich sehr schnell dran. Schlussendlich ist es der Job der Coaches und Experten Ihnen zu Helfen und zuzuhören. Wenn Sie sich also ein Coaching oder eine psychologische Beratung im entferntesten Sinne vorstellen können, sollten Sie sich dies unbedingt einmal ausprobieren. Je mehr Last Sie abwerfen können, umso besser.

Kapitel 10 – Sich von Motivation umgeben

Was können Sie für sich selbst tun, wenn es mal nicht mit der Selbstmotivation klappen will? Die Antwort: eine Menge.

Ob Sie es glauben oder nicht, aber ein Tagebuch kann ein richtiger Motivationsbooster sein. Dabei sollten Sie jeden Abend ein paar wenige Sätze in Ihr Buch schreiben, darüber, welche Erfolge Sie verzeichnen konnten; und sei es noch so ein kleiner. Es kommt auch nicht darauf an, was für eine Art von Erfolg es ist. Das Wichtigste ist einfach, dass Sie persönlich auf Ihre Sache stolz sind, dies kann von „heute habe ich es gleich geschafft aus dem Bett zu kommen ohne mich noch etliche Minuten darin herumzuwälzen" bis hin zu „heute wurde ich von meinem Chef gelobt für meine tolle Arbeit". Sie müssen einfach jeden Abend etwas hingeschrieben haben, zwingen Sie sich vorher nicht das Buch beiseite zu legen. Ein jeder Mensch tut etwas Gutes am Tag, man muss nur die Augen offen behalten für die kleinen Dinge.

Neben den eigenen Geschichten, können auch fremde inspirieren. Stöbern Sie einfach einmal im Internet nach Menschen, die es im Leben geschafft haben und etwas großes erreicht haben; lesen Sie einfach einmal Ihre Lebensgeschichte und wie es dazu gekommen ist, sehen Sie sich Filme an. Sie werden schnell merken, dass viele Menschen so wie „du und ich" sind und vor allem ihre Hartnäckigkeit und Selbstüberzeugung sie von anderen nicht erfolgreichen Menschen unterscheidet. Schreiben Sie sich einen für Sie inspirierenden Satz auf und hängen ihn beispielsweise neben dem Badezimmerspiegel auf oder es kann auch ein Bild einer Person sein, die Sie motiviert. Das Wichtigste ist, dass Sie etwas in Ihrer Umgebung haben, dass Sie motiviert hält und Sie immer wieder an Ihr Ziel erinnert.

Kapitel 11 – Lassen Sie sich von anderen unterstützen

Erzählen Sie nahestehenden Personen aus Ihrem Umfeld von Ihrem Vorhaben und von Ihrem Ziel, das Sie verfolgen. Hören Sie sich dabei auch die Tipps von anderen an. Behalten Sie im Kopf, dass Sie nicht der Erste sind, der ein großes, persönliches Projekt angeht, daher kann die Meinung eines jeden wert sein sich anzuhören. Dabei dürfen Sie auch ruhig die Bitte ansprechen, dass diejenigen Menschen Sie antreiben sollen, wenn Sie es selbst einmal nicht mehr schaffen. Es ist vollkommen O.K und auch sinnvoll, dass Sie sich Hilfe holen. Denn gemeinsam lässt sich solch eine große Aufgabe viel einfacher angehen.

Achten Sie jedoch bei der Wahl auf die Menschen, die Ihnen zur Seite stehen sollten. Diejenigen, die Sie herunterziehen oder von Ihrem Ziel abbringen, sollten Sie aus Ihrem Leben in diesem Punkt ausschließen. Sie brauchen niemanden, der Sie herunterzieht und demotiviert. Umgeben Sie sich von Menschen, die Ihnen guttun und die Sie inspirieren. Wenn Sie einen Unternehmer kennen, den Sie schon lange bewundern für seinen Erfolg, spricht nichts dagegen zu versuchen ein Treffen mit dieser Person zu vereinbaren. Wenn sie nicht gerade sehr beschäftigt ist, wird sie Ihnen sicher gerne weiterhelfen wollen. Wer redet schon nicht gerne über seinen Erfolg und seinen Werdegang? Und falls Sie doch eine Absage erhalten sollten, lassen Sie sich auf keinen Fall abbringen. Suchen Sie sich einfach eine andere Person, die aus der gleichen Branche kommt und versuchen Sie es bei dieser. Durch solch ein Treffen erhalten Sie Tipps direkt von einem Profi, die sich als Goldwert herausstellen könnten. Es ist aber wichtig, dass Sie kein Email oder Brief schreiben, rufen Sie einfach einmal direkt an oder gehen Sie gleich vorbei. Denn bei Schreiben ist das Risiko höher, dass Sie abgelehnt werden, da solche Menschen täglich etliche Nachrichten erhalten und sich je nachdem nicht alle immer gründlich durchlesen oder sie vergessen gehen. Wenn Sie mit Ihm sprechen, erklären Sie Ihr Anliegen und wieso Sie gerade mit dieser Person sprechen wollen. Erklären Sie der Person wann Sie üblich Zeit haben. Am Besten eignet sich da ein Mittagessen oder ein Treffen nach der Arbeit. So haben Sie schon einmal einen ungefähren Zeitrahmen und die Person ist dann nicht gleich überrumpelt. Seien Sie offen und schauen Sie einmal wie es läuft. Wenn Sie jedoch merken, dass die Person wenig Interesse zeigt und sich versucht herauszureden, beenden Sie höflich das Gespräch und gehen Sie. Es gibt noch genug Menschen draußen, die Ihnen mit Freude von Ihrem Erfolgsrezept erzählen werden. Also, greifen Sie daher zum Hörer und rufen Sie an.

Kapitel 12 – Tun Sie Dinge, die Sie nicht leiden können

Schlafen Sie in Theatervorführungen fast ein, finden Sie den Namen Geologie oder Astronomie schon alleine vom Zuhören langweilig oder verstopfen sich Ihre Ohren beim Thema Mode schon von selbst? Ein jeder Mensch hat Dinge und Themenbereich, die ihn keinen Deut interessieren. Überlegen Sie sich einmal bei welchen Themen Sie in der Schule fast eingeschlafen sind und dann kann es mit der Recherche losgehen. Auf den ersten Blick scheint dies reiner Humbug zu sein, doch genau solche Dinge helfen Ihnen Ihre Selbstmotivation und vor allem Disziplin langfristig zu stärken. Denn wenn Sie einmal ein Geologie-Buch durchgearbeitet haben, werden Sie stolz auf sich selbst sein dies durchgezogen zu haben, obwohl Sie gar keine Lust dazu hatten. Sehen Sie diese Aufgabe als eine Vorbereitung auf die weiteren Stolpersteine und Wege im Leben, die Ihnen schwer fallen werden zu umgehen und begehen. Gehen Sie also in die Bibliothek und leihen Sie sich ein Buch zu Ihrem gewählten Thema aus. Es sollte kein fetter Schinken sein mit 400 Seiten. Sehen Sie sich stattdessen nach einem Einsteigerbuch um, das Sie auch verstehen und gut lesen können. Und dann können Sie sich jeden Abend (oder auch Morgen, wenn Sie zu den Frühaufstehern gehören) an einige Seiten machen und diese zusammenfassen und lernen. Um sicher zu gehen, dass Sie das Thema auch wirklich verstehen und gelernt haben, suchen Sie sich eine vertraute Person aus und versuchen Sie ihr zu erklären, was

Sie gelernt haben. Wenn Sie Ihren Kleinvortrag ohne Probleme halten können ohne groß überlegen zu müssen, dann wissen Sie, dass Sie Ihre Arbeit gut gemacht haben. Es ist eigentlich egal wie lange Sie an diesem Projekt dran sind, es ist einfach wichtig, dass Sie es durchziehen und jeden Tag ein bisschen dran sind für mindestens einen Monat. Sie werden sehen, dass Ihr Interesse für das Thema sich steigern wird sobald Sie etwas drin sind und wenn nicht, sehen Sie das ganze sportlich und als eine Herausforderung. Ob mit oder ohne Interesse, schlussendlich werden Sie eine große Portion Stolz und Selbstbewusstsein mitnehmen können, denn danach werden Sie wissen, dass Sie das Potential besitze auch Dinge durchzuziehen, auf die Sie keine Lust haben. Denn wie in diesem Beispiel gezeigt, reicht bloße Motivation nicht immer aus. Wenn man Aufgaben vor sich hat, auf die man keine Lust hat, sinkt die Selbstmotivation schnell einmal und man fängt an die Dinge aufzuschieben. Hier kommt nun die Selbstdisziplin ins Spiel. Diese sorgt dafür, dass wir an einer Sache dranbleiben, obwohl es uns keinen Spaß bereitet und anstrengend ist. Sie können Ihr Disziplingefühl immer wieder durch den Tag stärken, indem Sie der Versuchung wiederstehen Dinge aufzuschieben. Denn manchmal wird das Aufschieben zu einer schlechten Gewohnheit, der wir uns gar nicht bewusst sind und die es abzuwerfen gilt. Jedes Mal, wenn Sie also nach Hause kommen und wissen, dass Sie heute beispielsweise noch staubsaugen müssten, nehmen Sie gleich den Staubsauger in die Hand und warten Sie nicht noch ein paar Stunden. Denn, wenn man es sich erst gemütlich gemacht hat, fällt es einem umso schwerer wieder aufzustehen und sich an die Aufgaben zu machen. Erledigen Sie die Aufgaben zuerst und dann können Sie sich in Ruhe hinsetzen und ganz ohne schlechtes Gewissen entspannen.

Kapitel 13 - Belohnen Sie sich zwischendurch selbst

Bei all den Aufgaben und Tätigkeiten, die man so über den Tag meistern muss, darf man nicht vergessen, dass wir keine Maschinen und durchaus menschlich sind. Und zum Mensch-Sein gehört es dazu auch Pausen einzulegen. Bei vielen geht das mit der Zeit vergessen und man steckt mit seinen Gedanken nur noch bei der Arbeit und dem Haushalt und ist dabei fast schon übermotiviert. Doch für den Körper und sein reibungsloses Funktionieren muss man auch mal abschalten können. Darum sollten Sie sich mindestens alle zwei Wochen einmal etwas gönnen, das nur für Sie ist. Gehen Sie an einem Samstagabend aus und unternehmen Sie was alleine oder mit Freunden. Es gibt sicher Dinge, die Sie schon lange einmal machen wollten, die Ihnen beim Lesen gerade einfallen oder diese Sie schon länger im Kopf haben. Daher sollten Sie sich gerade in diesem Moment Ihren Stundenplan holen und diese eine Sache fix einplanen. Sie müssen aber nicht unbedingt aus dem Haus gehen, ein Filmabend mit Popcorn tut es auch schon. Das Wichtigste ist, dass Sie eine Aktivität wählen, die Sie entspannt, Ihnen Freude macht und die Sie schon lange einmal tun wollten.

Auch wenn Sie mal eine längere Arbeit vor sich haben, können Sie sich mit Kleinigkeiten belohnen. Sie können sich ein Zeitfenster festlegen, in dem Sie durcharbeiten, sagen wir einmal von 16:00

– 17:15 Uhr. Und wenn Sie nun die Aufgabe durchziehen und sich in dieser Zeit nicht ablenken lassen, können Sie sich etwas Süßes am Automaten holen oder auf Ihr Handy schauen. Wenn Sie sich so immer im kleinen Rahmen belohnen und verschiedene Sachen nach einem Erfolg unternehmen, bleibt die ganze Sache spannend und Sie bleiben vor allem motiviert.

Langfristig gesehen reichen aber die kleinen Belohnungen nicht aus. Durch den Tag durch sind simple Kleinigkeiten perfekt um die Motivation aufrechtzuerhalten, jedoch brauchen Sie einmal in einem halben Jahr eine große Belohnung, ein Ausflug oder eine Sache, die Sie sich gönnen wollen. Wie wäre es einmal mit einem langersehnten Wellnesswochenende oder für diejenigen, die es sportlicher mögen, mit einer Radtour quer durchs Land. Solche großen Ereignisse sollte man unbedingt mehrere Monate, wenn nicht ein halbes Jahr im Voraus einplanen und festlegen. Wenn Sie den konkreten Ort und Monat haben, sieht das Ereignis einerseits schon viel realer aus und man freut sich mehr und andererseits hat man dann die lästige Planung schon hinter sich gebracht und so liegt der Freude nichts mehr im Weg.

Kapitel 14 – Motivationskärtchen schreiben

Eine weitere Art von Belohnung und vor allem eine Motivationshilfe ist das sich selbst erinnern an Dinge, für die wir dankbar sind und die Talente, die uns ausmachen. Wenn man mal in einer schlechten Stimmung ist und alles trist erscheint, fällt es uns meist schwer an gute Dinge zu denken und manchmal wollen wir auch einfach im Selbstmitleid baden. Doch um genau diesem Problem entgegenzuwirken, gibt es eine einfache Methode: Motivationskärtchen schreiben und diese in der Wohnung verteilen. Wenn Sie mal an einem Tag in sehr guter Stimmung sind (dann fällt es uns nämlich am einfachsten an positiven Dinge zu denken), setzten Sie sich hin und fangen Sie an eine Liste zu schreiben mit all den Dingen, die Sie motivieren und glücklich machen. Es kann sich beispielsweise um Eigenschaften und Talente von Ihnen handeln, die Sie besonders gut können. Dabei können Sie Ihren Gedanken freien Lauf lassen. Die besonderen Talente müssen keine extraordinären sein, es können auch einfache Dinge im Leben sein auf die Sie stolz sind. Das kann von „Ich bin ein guter Zuhörer" bis zu „Ich bin eine gute Managerin" sein. Wenn Sie fertig sind und Ihnen nichts mehr einfällt, legen Sie die Liste bei Seite. Nun können Sie in der nächsten Zeit die Liste immer wieder mit Dingen ergänzen, die Ihnen noch einfallen. Wenn Ihnen nach reiflicher Überlegung und einigen verstrichenen Tagen nichts mehr einfällt, können Sie anfangen die Kärtchen zu machen. Schreiben Sie dabei für jedes Talent eine einzelne Karte. Geben Sie sich dabei Mühe und gestalten Sie die Karten etwas, bringen Sie Farbe und Fröhlichkeit hinein. Wenn Sie dann mit allem fertig sind, hängen Sie nun die Karten an die verschiedensten Orte in Ihrer Wohnung auf, wo Sie gut sichtbar sind und Sie häufig vorbeilaufen. Die besten Orte wären beispielsweise: Der Badezimmerspiegel, der Kühlschrank, alle Türen, der Kleiderschrank oder der Schuhschrank. Sie werden schnell merken wie sich Ihre Stimmung hebt, wenn Sie an den Kärtchen vorbeilaufen und sie lesen.

Seine Talente und positiven Eigenschaften sind eine Möglichkeit um damit die Kärtchen zu beschriften. Ein anderer Inhalt kann von den Dingen stammen, für die Sie im Leben dankbar sind. Denn manchmal verfolgen wir Ziele nicht nur unseretwegen, sondern auch anderen Menschen zu Liebe. Daher kann es sehr hilfreich sein, wenn Sie sich einfach einmal notieren für wen und was Sie alles dankbar sind. Dies steigert nicht nur die Motivation, sondern ist allgemein etwas, dass man sich immer wieder vor Augen führen sollte. Denn manchmal sind wir so verbissen oder unzufrieden, dass wir gar nicht merken wie viel wir eigentlich schon besitzen. Eine letzte Möglichkeit die Kärtchen zu beschriften ist, wenn Sie diese mit motivierenden Sprüchen gestalten. Wie wäre es einmal mit einem „Denk daran, du schaffst das!" oder „Rock das Ding!"? Solche Sätze sollten Sie aber nicht nur aufschreiben, sondern sich selbst auch ins Gesicht sagen. Denn dies ist eine perfekte Übung um sein Selbstwertgefühl zu steigern und den Glauben an sich selbst:

Stehen Sie jeden Morgen, bevor Sie das Haus verlassen, vor den Spiegel und sagen Sie zu sich: „Du schaffst das" oder „Du bist toll". Sagen Sie diese Dinge aber nicht einfach so vor sich hin, nur, weil es Ihr Buch das gesagt hat. Sagen Sie diese Sätze mit Stolz und vor allem mit Überzeugung aus vollem Herzen. Sie haben nun mehr als genug Dinge aufgelistet, die Sie zu einem tollen Menschen machen und daher gibt es keinen Grund wieso Sie nicht an sich selbst glauben sollten. Schauen Sie sich beim Sprechen direkt in die Augen, stehen Sie gerade mit einer stolzen, aufrechten Haltung dar und sprechen Sie die Worte klar und deutlich aus. Sobald Sie sich selbst im Spiegel sehen und wie glaubwürdig Sie rüberkommen, haben Sie keine andere Wahl als sich selbst zu glauben. Sie werden schon beim ersten Mal merken wie sich dies positiv auf Ihr Selbstwertgefühl auswirkt und damit auf Ihre Motivation und Stimmung.

Die Kärtchen und die Spiegelübung dienen am Anfang nur als Stützräder, nach einiger Zeit werden Sie die Sätze auf den Kärtchen verinnerlicht haben und von selbst immer wieder an die Kärtchen denken um sich zu motivieren.

Kapitel 15 – Weg vom Alltag und raus in die Natur

Bei all Ihren Bemühungen und der Motivation, sollten Sie von Zeit zu Zeit eine kleine Pause einlegen und weg von Ihrem Alltag und der bekannten Umgebung kommen. All die bisherigen Tipps und Aufgaben haben sich praktisch ausschließlich auf die mentale Arbeit an Ihnen gerichtet und wie Sie durch Umdenken an Ihrer Selbstmotivation arbeiten können. Dieses Kapitel beschäftigt sich damit, wie man auch durch körperliche Betätigung an seiner mentalen Kraft arbeiten kann. Dazu folgen drei Beispiele von Aktivitäten, die für jedes Alter und körperlicher Verfassung geeignet sind und im Ziel angekommen, ein gutes Gefühl vermitteln.

Sie können Ihre Selbstmotivation stärken indem Sie wandern gehen. Suchen Sie sich eine Person, die gerne mit Ihnen einen Wandertrip machen würde, wählen Sie dann zusammen einen Ort aus mit einem Berg, der nicht allzu hoch ist und für Anfänger geeignet ist. Machen Sie danach sofort ein Datum aus und schreiben Sie sich dies in Ihren Kalender ein. Wenn Sie und Ihre Begleitung es sich nur vornehmen und „es bald einmal machen werden", ist die Gefahr groß, dass das Vorhaben vergessen geht. Dies sollte auch generell für alle Pläne in Ihrem Leben gelten: Sagen Sie nicht „irgendwann", sondern schreiben Sie sich gleich ein Datum auf. So hat der Plan Form angenommen und Sie werden dadurch ein höheres Pflichtgefühl empfinden.

Vor der Wanderung sollten Sie sich eine Karte besorgen und sich das Gebiet ansehen. Zeichnen Sie dort den Punkt ein, wo Sie am Ende des Tages ankommen wollen, dabei sollte es sich entweder um die Spitze handeln (falls es kein allzu hoher Berg ist) oder eine Aussichtsplattform.

Beim Wandern ist es wichtig, dass Sie ein gutes Paar Schuhe haben, die den Fuß stabilisieren. Ansonsten sollten Sie darauf achten möglichst atmungsaktive Kleidung zu tragen und etwas Warmes zum drüber anziehen mitzunehmen, da das Wetter in den Bergen verrückt spielen kann. Achten Sie darauf, dass Sie immer auf dementsprechend angeschriebenem Wanderweg bleiben, um unnötige Risiken zu vermeiden. Erklären Sie Ihrem Wanderpartner worum es geht und wohin Sie am Ende des Tages hinkommen wollen. So haben Sie jemanden im Schlepptau und das Laufen fällt einem schon etwas weniger schwer. Nach einem ganzen Tag mit schweren Beinen und durchgeschwitzt auf der Spitze angekommen, kann einem niemand mehr das Gefühl von Stolz wegnehmen. Wenn Sie nun hinunterblicken, sehen Sie den ganzen Weg vor sich, den Sie gelaufen sind. Der Ausblick von oben ist etwas Unbeschreibliches und die frische Bergluft mit nichts in der Welt zu vergleichen.

Für diejenigen, die nicht gerne wandern, gibt es eine Alternative: eine Seeüberquerung durchführen. Nehmen Sie den Zug, verzichten Sie dieses Mal aufs Auto. Meist sind die Badeseen gut erschlossen durch den öffentlichen Verkehr, Sie müssen nicht im Stau stehen oder um einen Parkplatz kämpfe und können die ganze

Fahrt entspannt genießen. Falls Sie kein Abonnement für den Zug besitzen, kann es je nachdem wohin Sie fahren teuer werden. Informieren Sie sich daher in Ihrer Gemeinde nach Tageskarten. Viele Ortschaften bieten für Ihre Einwohner günstige Zugtickets, mit denen Sie einen ganzen Tag durch das Land fahren können. Da die Ticketanzahl beschränkt ist und pro Tag nur wenige vergeben werden, sollten Sie sich einige Wochen im Voraus informieren. Nehmen Sie ein gut sitzendes Badekleid mit damit Sie beim Schwimmen nicht immer daran rumzupfen und richten müssen. Bei der Wahl des Sees wäre es ideal, wenn Sie einen See finden würden, der entweder horizontal oder vertikal gesehen weniger als 2 km breit ist, dies wäre eine gut machbare Strecke für eine Seeüberquerung. Ansonsten können Sie im Voraus einen Blick auf den See mittels einer Karte werfen und sich eine Stelle aussuchen, von der aus man bis zum anderen Ufer die gewünschte Strecke braucht (eine gute Herausforderung ohne sich zu überfordern wäre eine Länge von 1.5 km). Auch hier gilt: gehen Sie nicht alleine, es sollte immer eine Person bei Ihnen sein, da es bei tiefen Temperaturen und längerem Schwimmen schnell zu Krämpfen kommen kann. Am sichersten und einfachsten gestaltet sich die Überquerung, wenn Sie und Ihr Begleiter sich ein Pedal-Boot mieten (Diese gibt es schon für wenig Geld bei vielen Badeseen, fragen Sie einfach einmal nach). So kann Ihr Begleiter neben Ihnen fahren und falls Sie dann nicht mehr mögen oder einen Krampf erleiden sollten, haben Sie eine Möglichkeit sich auszuruhen.

Die dritte und letzte Aktivität ist das Laufen. (Achtung: Dieser Sport ist ausschließlich für Menschen ohne Gelenkprobleme geeignet!) Dabei muss es nicht ein Halbmarathon sein, nein. Es gibt viele Läufe, die über das Jahr stattfinden, vor allem für wohltätige Zwecke. Bei diesen Läufen haben Sie und die Menschen, für die Sie laufen, etwas davon; eine klare Win-win-Situation. Bei solchen Läufen kommt es überhaupt nicht auf die Geschwindigkeit an und wer als erster im Ziel ist. Hier geht es vor allem darum, dass man überhaupt mitmacht und meist findet man Menschen jeden Alters und Hintergrundes. Sie müssen sich also nicht davor fürchten auch als blutiger Anfänger mitzumachen, alleine werden Sie sich nicht stehen. Es empfiehlt sich nichtsdestotrotz, dass man vor dem Lauf einige Wochen immer wieder Laufen geht, sonst geht Ihnen vielleicht schon nach zwei Minuten die Puste aus. Dabei geht es nicht darum, dass Sie an Ihrer Kondition arbeiten, sondern dass Sie Ihren Körper kennenlernen und sehen, wie er aufs Laufen reagiert. Am Anfang ist es noch schwierig herauszufinden, welches Tempo zu einem passt. Gehen Sie daher raus und testen Sie es einfach aus. Achten Sie darauf, dass Sie während des leichten Rennens immer noch gut sprechen können, ohne große Pausen einlegen zu müssen, dann wissen Sie auch, dass Sie das richtige Tempo draufhaben. Wenn Sie nicht mehr mögen, laufen Sie einfach im Schnellschritttempo weiter. Nach einigen Wochen können Sie schon gut einschätzen, wie viel Sie mögen und welches Ziel realistisch ist für den Lauf. Informieren Sie sich in Trainingsbüchern oder im Fitnessstudio darüber, wie ein passender Trainingsplan aussehen könnte und wie viel für Sie persönlich angemessen ist. Für den Lauf selbst sollten Sie sich vorher ein Bild von der Strecke machen. Wenn es viel bergauf geht, werden Sie natürlich weniger mögen, als wenn es nur eine gerade Strecke ist. Ein realistisches Ziel für einen Anfänger wären etwa 3-4 km. Messen Sie nun die Strecke auf einer Karte ab und markieren Sie sich Ihr Ziel, dort hin wollen Sie am Schluss gelangen. Bevor Sie jetzt aber Ihre Sportkleidung aus dem Schrank holen und sich auf den Weg machen, sollten Sie sicherstellen, dass Sie das passende Schuhwerk haben. Wenn Sie vorhaben auch in Zukunft noch laufen zu gehen, lohnt es sich in ein Sportgeschäft zu gehen und sich dort beraten zu lassen. Sportschuhe sind für einen jeden Läufer – ob Profi oder Anfänger – das A und O, ohne die geht nichts beim Joggen.

Doch schlussendlich ist es egal für was Sie sich entscheiden. Wichtig ist es, dass Sie Freude daran finden und sich nicht überfordern. Dies fängt schon bei der Zielsetzung an und hört beim Ziel selbst auf: bleiben Sie immer realistisch. Es kann auch vorkommen, dass Sie sich ein realistisches Ziel gesetzt haben und es einfach nicht Ihr Tag war. Grämen Sie sich deswegen nicht! Das kann sogar dem besten Profi geschehen. Dann probieren Sie es halt ein andermal. Das Wichtigste ist, dass Sie Ihren Körper kennenlernen, für jede Situation gewappnet sind und bei schwierigen Passagen die Zähne zusammenbeißen. Denn es wird Tage geben, an denen Sie sich müde und schlapp fühlen werden und genau an solchen Tagen ist es wichtig, dass Sie Ihren Körper so unterstützen wie Sie es bei diesen Aktivitäten gemacht haben. Wenn Sie einen ganzen See, einen ganzen Berg oder Lauf geschafft haben, meistern Sie den Alltag doch mit Links!

Kapitel 16 – Selbstzweifel zerstören

Ein jeder kennt sie: Die fiese kleine Stimme in unserem Kopf, die uns sagt, dass wir das nicht schaffen können oder das nicht gut machen. Manchmal wird sie so laut, dass Sie uns ganz verunsichert und wir den Glauben an uns verlieren. Selbstzweifel hat ein jeder Mensch, manche mehr und andere weniger. In diesem Kapitel geht es darum diese Stimme im Keim zu ersticken und Sie, wenn überhaupt einmal, nur noch im Flüsterton zu hören. Es werden immer wieder Situationen in Ihrem Leben aufkommen, bei denen Sie sich nicht sicher sind, ob Sie das Richtige machen oder ob Sie es schaffen werden. Das entscheidende dabei ist einfach wie Sie damit umgehen wollen.

Zuerst einmal ist es wichtig, dass Sie das Gefühl von Konsequenz und Zielstrebigkeit hervorholen, an dem Sie immer wieder arbeiten. Lassen Sie sich bei großen Entscheidungen Zeit und denken Sie gut über alles nach. Wenn aber die Entscheidung gefallen ist, ziehen Sie es bis zum Schluss durch, egal was noch kommen mag. Denn Sie können sich sicher sein, dass Sie die richtige Entscheidung getroffen haben. Und wieso? Sie haben sich nämlich genug Zeit gegen um über alles nachzudenken, alles Möglichkeiten abzuwägen und mehr können Sie vorher nicht tun. Im Nachhinein ist man immer schlauer, daher können Sie Sätze wie: „Ich hätte es anders machen sollen" oder „Ich hätte es wisse müssen" gleich aus dem Vokabular streichen. Denn als Sie damals die Entscheidung getroffen haben, hatten Sie einen gewissen Wissenstand, die

Erfahrung und die Meinung, die Sie bewogen hat und an diesen Dingen kann man nichts ändern, Sie verändern sich mit der Zeit. Geben Sie sich daher nicht für alles immer die Schuld, das bringt niemanden weiter. Machen Sie sich immer wieder bewusst, dass Sie auch nur ein Mensch sind und Fehler menschlich sind. Wenn Sie Entscheidungen nur halbherzig treffen und sich unsicher sind, können Sie nie Ihr volles Potential ausschöpfen. Wie im Kapitel 6 gelernt, ist Fokus alles. Mit Sorgen und Unsicherheiten verlieren Sie nur kostbare Energie und Fokus. Das Einzige, was Sie sich dann immer noch vorwerfen können, ist, dass Sie sich unnötig Sorgen gemacht haben und sich so selbst Steine in den Weg gelegt haben. Entspannen Sie sich daher und lassen Sie zwischendurch einfach los. Wenn Sie nun an all die Aufgaben und den Stress denken, der Ihnen bald noch bevorsteht, mag diese Aussage absurd erscheinen. Doch überlegen Sie sich mal folgendes: Was bringt es Ihnen über den Stress nachzugrübeln, der noch bevorsteht? Rein gar nichts. Denn auch wenn Sie noch den ganzen Abend damit verbringen sich den Kopf darüber zu zerbrechen, ob etwas klappen wird oder Sie genug Zeit haben werden, wird sich an der Situation nichts ändern. Versuchen Sie daher über die Situation nachzudenken, wenn Sie auch wirklich drin sind. Denn dadurch können Sie sich vollkommen auf die Sache konzentrieren und sind viel ausgeruhter.

Wenn Sie sich also das nächste Mal beim Grübeln erwischen, fragen Sie sich, was das bringt und schon bald wird wieder Ruhe in Ihrem Kopf herrschen.

Kapitel 17 – Positives Denken

Zu Selbstmotivation gehören auch positive Gedanken. Wie wollen Sie sich selbst motivieren, wenn Sie das Gefühl haben, dass alles schieflaufen wird und Sie es sowieso nicht schaffen werden? Dies hindert Sie nur unnötig daran Ihr Ziel zu erreichen und zudem fühlen Sie sich auch noch, vollkommen unnötigerweise, schlecht. Es macht an sich keinen Unterschied, ob Sie sich vorstellen, dass alles gut gehen oder dass alles den Bach runter geht wird. So oder so, kommt es wie es kommen muss, da können Sie wenig ändern. Viele Menschen trauen sich nicht positiv zu denken, weil Sie Angst haben enttäuscht zu werden, wenn es dann doch nicht so kommt wie Sie es sich vorgestellt haben. Doch wenn man die Wahl hat zwischen: die ganze Zeit miesepetrig und voller Sorgen herumlaufen oder positiv Denken und selten mal Enttäuschungen wegstecken zu müssen, würde jeder das Zweite nehmen. Denn Enttäuschung ist nicht gleich Enttäuschung. Für manche Menschen geht die Welt unter, andere zucken nur mit der Schulter. Natürlich ist nicht jedem alles gleichgewichtig. Wenn ein Sportler ein Misserfolg in seinem Basketballteam verkraften muss, wird diesem das wesentlich schwerer Fallen als jemanden, der Basketball nur zum Spaß spielt. Doch auch über diese Niederlage wird der Sportler hinwegkommen so wie Sie über alles hinwegkommen werden, was noch passieren wird. Wir dürfen unsere positiven Gedanken und das Träumen und Wünschen nicht aufgeben, nur um in einer sicheren Zone zu leben, aus Angst vor den Enttäuschungen, die kommen könnten. Sie wissen nie wie es enden wird, daher lohnt es sich nicht die Gefühle zurückhalten zu müssen. Ist es nicht viel schöner, wenn Sie Ihr Ziel erreichen und dabei die ganze Zeit an sich geglaubt und nicht gezweifelt haben als wenn Sie es erreichen und dabei nicht an sich selbst geglaubt haben? Der Glaube an sich selbst und dass die Dinge gut kommen werden, ist ein Grundstein für die Selbstmotivation. Denn nach einem Erfolg wissen Sie auch effektiv, dass Sie Recht haben und Sie es schaffen können. Und wenn es von Anhieb an mal nicht geklappt hat, obwohl Sie so sehr an sich geglaubt haben, dann machen Sie einfach weiter. Bis zu diesem Punkt haben Sie über so viele Übungen gelesen und hoffentlich viele davon schon gemacht, dass Sie trotz Niederschlag und kurzem Einknicken der Motivation, Ihre Verbissenheit und das Ziel nicht aus den Augen verlieren. Nach einem Hinfallen bleibt nicht viel Zeit um deprimiert zu sein, man steht wieder auf und versucht es ein zweites und wenn es sein muss ein drittes und viertes Mal. Einfach gesagt: man versucht es so lange bis es klappt. Dafür haben Sie sich selbst und Ihre Umgebung, die Sie unterstützt.

Kapitel 18 – Intelligenz ist nicht ausschlaggebend

Wenn man Menschen fragt, was wichtiger sei, Intelligenz oder Selbstdisziplin, würden die meisten das Erste nehmen. Wenn man intelligent ist, kann man sich Dinge viel schneller und besser merken, es gabt da noch viele Vorzüge, die einem hohen Intelligenzquotienten (kurz: IQ, international anerkanntes Intelligenzmaß) nachgesagt werden. Doch ohne Selbstdisziplin bringt auch dem intelligentesten Menschen sein hoher IQ nichts.

Intelligenz hat viele Facetten, denn intelligent ist nicht gleich intelligent. In der Psychologie gibt es viele verschiedene Ansichten von Intelligenz. Dabei kann ein Mensch intelligent in Bezug auf seine analytischen Fähigkeiten sein (das heißt, dass er gut im räumlichen Denken, lösen von mathematischen und sprachlichen Aufgaben usw. ist, alles was mit praktisch orientiertem Problemlösen zu tun hat), doch miserabel in der musikalischen Intelligenz. Neben diesen zwei Arten von Intelligenz gibt es noch fünf weitere. Dies ist die Theorie der multiplen Intelligenzen und ist eine Theorie von noch vielen weiteren. Doch das schöne an dieser Theorie ist, dass viele unterschiedliche Fähigkeiten und Begabungen ebenfalls zur Intelligenz gezählt werden und nicht nur beispielsweise das Lösen von mathematischen Aufgaben. Nur weil Sie kein Ass in Naturwissenschaften waren, heißt das noch lange nicht, dass Sie weniger intelligent sind als Ihre matheaffinen

Mitschüler. Ihre Intelligenz hat schlicht und einfach einen anderen Fokus. Natürlich wird Ihnen Ihre musikalische Intelligenz wenig behilflich sein, wenn es darum geht Dinge auswendig zu lernen und zu verstehen. Doch Ihre Intelligenz spielt auch keine große Rolle, das Ausschlaggebende ist nämlich Ihre Selbstmotivation. Etliche Studien mit Kindern, die über viele Jahre hinweg in der Schule begleitet wurden, haben gezeigt, dass nicht der IQ der ausschlaggebende Prädiktor für den Schulerfolg und den späteren beruflichen Erfolg war, sondern ihre Selbstdisziplin. Einfach gesagt hatten diejenigen Mitschüler, die weniger intelligent dafür mehr selbst diszipliniert waren, mehr Erfolg. Lassen Sie sich daher nicht verunsichern durch schulische Erfolge oder, wenn es einmal nicht so gut gelaufen ist. Selbstmotivation und damit Selbstdisziplin kann man trainieren und wenn man hart genug dranbleibt, wird auch der Erfolg kommen.

Kapitel 19 - Vergleichen Sie sich nicht mit anderen

Sie und Ihr Kolleg wollen beide mit dem Rauchen aufhören und nach ein paar Wochen ist dieser rauchfrei, während Sie immer noch Probleme haben zwei Zigaretten weniger zu rauchen als sonst. Lassen Sie sich nicht davon verunsichern! Ein jeder Mensch hat sein eigenes Tempo und in manchen Dingen sind wir schneller und besser und in anderen Dingen brauchen wir einfach unsere Zeit. Je nach Situation hat der Mensch die Tendenz dazu sich mit Leuten zu vergleichen, die seiner Ansicht nach besser sind als er und manchmal mit denen, die schlechter sind. Es ist schwierig Unterschiede zwischen der eigenen Person und einer anderen zu übersehen und wenn uns etwas wichtig ist, neigen wir schnelle einmal dazu beim Nachbarn abzuschauen, um zu sehen, wo wir stehen. Doch andererseits können wir uns nicht von jeder Person verunsichern lassen, die uns über den Weg läuft. Machen Sie daher nun das folgende:

Überlegen Sie sich in Ruhe, welche Personen Sie in Ihrem Leben immer wieder verunsichern und wieso. Nun suchen Sie sich von allen 3 Personen aus, von denen Sie sich auch in Zukunft zwischendurch verunsichern lassen dürfen. Denn es gehört zum Mensch sein dazu, dass man mit anderen interagiert und dann je nachdem ins Wanken gerät. Das Wichtigste ist einfach, dass Sie sich selbst wieder zum Stillstand bringen und wissen, wer Sie sind und wieso Sie das tun, was Sie tun. Aber bei allen anderen Personen, die nicht zu den 3 auserwählten gehören, dürfen Sie sich nicht verunsichern lassen. Nur weil ein flüchtiger Bekannter nicht einverstanden ist mit dem, was Sie tun, müssen Sie nicht darauf hören. Akzeptieren Sie die Tatsache, dass nicht jeder die gleiche Meinung hat und Menschen verschiedene Arten haben sich auszudrücken.

Daher können Sie auch gleich aufhören Everybody's Darling zu sein. Dazu gibt es ein berühmtes, englisches Sprichwort: „Everybody's darling, nobody's friend", was so viel heißt wie: „Jedermanns Liebling, niemandes Freund". Mit jedermann Kontakt zu Pflegen und sich immer um alle zu bemühen kann sehr viel Energie in Anspruch nehmen und es entgeht Ihnen die Gelegenheit, manche Menschen genauer kennenzulernen. So führen Sie nur oberflächliche Beziehungen, von denen Sie am Schluss nichts haben.

Es wird nie im Leben möglich sein von allen Menschen gemocht zu werden und es allen recht zu machen. Es wird immer Menschen geben, die Sie nicht sympathisch finden, obwohl Sie nichts getan haben. Vielleicht erinnert Ihr Gesicht diese Person an einen Schulkameraden von früher, den er nicht gemocht hat. Dies ist nicht Ihre Schuld. Akzeptieren Sie daher die Tatsachen, dass diese Person Sie nicht mag und gehen Sie weiter im Leben. Sie müssen kein großes Gespräch anfangen und mit der Person klären, was Ihr Problem mit Ihnen ist. Stellen Sie sich vor, Sie würden mit jeder Person darüber diskutieren. Kein Mensch der Welt hat Zeit und Energie für so etwas. Bleiben Sie im Leben fokussiert auf die Dinge und Menschen, die Ihnen wichtig sind und Kraft geben. Wenn diese Person Sie daher in Ruhe lässt und Sie kein Problem mit Ihr haben, kann man gut miteinander auskommen, auch wenn wahrscheinlich daraus nie eine Freundschaft entstehen wird.

Kapitel 20 – Verabschieden Sie sich von Ihrer perfektionistischen Ader

Einer der besten und pflichtbewusstesten Schüler hat wie immer die beste Leistung der Klasse erreicht und doch jubelt er nicht vor Freude, viel mehr hört man ihn motzen und er ist aus irgendeinem Grund nie zufrieden. Der Sportliche aus der Klasse kann wie immer seine Wut und seinen Frust fast nicht mehr zurückhalten als seine Mannschaft bei einem Spiel gegen die andere Klasse im Sportunterricht verliert.

Kennen Sie diese Art von Menschen oder gehören Sie selbst dazu? Viele kennen solche Situationen aus der Schule, bei denen so manch anderer Freudensprünge machen würde, ärgern sich diese Personen. Meist liegen diesem Frust und Ärger Gedanken wie „Ich hätte es besser machen können" oder „Das war ein dummer Fehler" zu Grunde. Diese Menschen finden immer einen Grund um unzufrieden mit sich selbst zu sein. Natürlich hat ein jeder Mensch ein spezielles Gebiet, worin er hohe Ansprüche an sich selbst hat und es Ihm wichtig ist zu gewinnen oder der Beste zu sein. Ein Nicht-Sportler wird sich wohl kaum grün und blau ärgern, dass er nicht der erste im Rennen war, ein Athlet schon. Dort ist es auch normal, dass man anspruchsvoll ist. Jedoch kann man nicht auf das ganze Leben hohe Ansprüche haben und alles perfekt machen wollen. Hohe Ziele sind wichtig, doch man kann nicht der beste Ehepartner, Elternteil und Mitarbeiter sein. Das ist schlicht und einfach nicht möglich. Irgendwo werden Sie einbüßen müssen und je eher Sie dies merken, desto schneller sollten Sie sich mit diesem Gedanken anfreunden. Es ist wichtig, dass Sie sich eine einzige Sache im Leben aussuchen, die Sie dafür richtig gut machen wollen. Dort können Sie sich reinknien und auch mal Frustration zulassen. Bei allen anderen Dingen im Leben müssen Sie einen Gang runterschalten und sich damit begnügen es so gut wie möglich zu machen. Sie können nicht wegen jedem Fehler, der zu Hause, auf der Arbeit und bei Ihrem Hobby passiert gleich deprimiert werden und sich dies so sehr zu Herzen nehmen. Wenn einmal etwas nicht so läuft wie es sein sollte, atmen Sie zuerst ein paar mal tief durch. Die Herzfrequenz lässt sich am schnellsten wieder normalisieren, wenn man 3 Sekunden lang einatmet und 6 Sekunden lang ausatmet. Da sich der Körper beim Ausatmen entspannt, ist es hilfreich, dass man länger aus- anstatt einatmet. Nach der Atemübung sollten Sie wieder einen klareren Kopf haben. Danach sollten Sie sich ins Gedächtnis rufen, dass es O.K. und menschlich ist Fehler zu machen. Sagen Sie sich selbst, dass das schon O.K. ist. Selbstvorwürfe haben einem nie weitergebracht und diese hindern Sie nur daran produktiv zu arbeiten. Schieben Sie daher die unnötigen Gedanken bei Seite und fokussieren Sie sich auf das Problem, dass vor Ihnen steht. Wenn Sie Ihre ganze Konzentration auf die vorliegende Sache richten, werden Ihre negativen Gedanken wieder wie von selbst verschwinden, da Sie nun abgelenkt sind. Denken Sie daher immer daran zwischendurch richtig durchzuatmen.

Kommen wir nun zurück zu dem ersten Beispiel: Der Klassenbeste ist nicht zufrieden, obwohl viele wahrscheinlich liebend gerne mit Ihm tauschen würden. Doch so wie der Klassenbeste in diesem Beispiel, passiert es noch häufig, dass man nie ganz zufrieden mit sich selbst sein kann. Doch genau das ist auch das Problem: Wer sucht, der findet! Auch bei den allerbesten von uns lassen sich Fehler und Mängel feststellen und doch scheinen uns solche Menschen perfekter zu sein, als Personen, die immer alles perfekt macht und nie zufrieden sind. Fehler machen uns menschlich und viel nahbarer als Perfektionisten. Und wenn man zufrieden mit sich selbst ist, strahlt man dies auch aus und Menschen werden sich wohler fühlen in Ihrer Gesellschaft. Überlegen Sie einfach einmal selbst, mit wem Sie lieber reden würden: Mit jemandem, der die Dinge aufzählt, die hätten besser laufen können und gedankenversunken dasteht oder mit jemandem, der zugibt, dass es nicht so gelaufen ist wie gedacht, doch dies mit einem Schulterzucken und einem Lächeln wett macht?

Im zweiten Beispiel ging es um den Sportler, der sich aufgeregt hat. Gerade vorhin ging es darum, dass man sich eine Sache aussuchen sollte, in die man sich hineinknien will. Für den Sportler wäre diese eine Sache der Sport und doch wäre für die meisten diese Reaktion übertrieben, wenn man bedenkt, dass es sich hier um bloßen Schulsport handelt, bei dem der Verlust keine Konsequenzen mit sich zieht. Von dem her sollen Sie immer auch versuchen die Situation als Ganzes zu sehen und in welchem Kontext sie steht. Denn sehr selten werden die ganz großen Momente in unserem Leben kommen, wo es angebracht sein wird sich aufzuregen. Wenn

Sie also nicht gerade an der Olympia verloren haben, überlegen Sie es sich gut, ob es wert ist, sich so aufzuregen.

Schlusswort

Es gibt viele Gründe wieso man seine Selbstdisziplin verbessern will. Es kann sein, dass man ein Ziel verfolgt und Hilfe braucht oder überhaupt einmal anfangen will das Ziel anzugehen. Doch egal was auch immer Ihr persönlicher Grund ist, der Wille ist eindeutig vorhanden, sonst hätten Sie dieses Buch nicht gelesen und das ist für den Anfang das Wichtigste. Sie meinen vielleicht, dass Sie noch nirgends stehen und Ihr Kopf wird alleine schon beim Gedanken an die bevorstehende Arbeit schwer. Doch das alles ist nicht nötig. Denn alleine schon, dass Sie sich Mühe geben und Gedanken machen, ist ein großer Anfang, lassen Sie sich davon einfach nicht überrumpeln. Wie Sie nun durch das Buch hindurch immer wieder gesehen haben, ist es bis zum Ziel ein langer Weg. Doch mit all den Tipps sollte Ihre Selbstmotivation bis zum Ziel hin und wieder zurückreichen! Natürlich wird es auch immer wieder schlechte Tage geben, doch das gehört einfach dazu, sonst gäbe es ja kein Ziel und auch keinen Weg, dann hätte man die Sache schon längst erreicht. Doch der Weg zu etwas, das uns viel bedeutet, ist nie einfach. Und wenn Sie sich dazu entschieden haben, wissen Sie auch, dass es wert ist dafür zu kämpfen. Egal in welchem Alter Sie jetzt auch sind, denken Sie immer daran, dass es nie zu spät ist noch anzufangen. Haben Sie schon vom hundertjährigen Marathonläufer gehört? Mit 81 Jahren hatte der Mann wieder angefangen zu trainieren und mit 89 Jahren lief er seinen ersten Marathon. Dieser Mann ist nur ein Beispiel von vielen und all die

Menschen beweisen uns, dass es nie zu spät ist noch anzufangen. Träume müssen nicht begraben werden, nur, weil Sie etwas älter sind und Verpflichtungen haben. Schreiben Sie sich Ihren Traum auf, Ihr Ziel, das Sie schon lange einmal im Kopf haben. Lesen Sie nun durch was Sie geschrieben haben und tun Sie das mit Stolz. Man darf und sollte auch weiterhin Träume haben und Sie verfolgen, denn nur so kommen wir auch im Leben weiter. Geben Sie sich nicht zufrieden mit dem was Sie haben, nur, weil Ihr Leben gemütlich ist und Sie es sich eingerichtet haben. Eine kleine Prise Chaos im Leben schadet nie und macht die ganze Sache doch nur spannender. Legen Sie nun das Buch vorerst bei Seite, holen Sie sich Stift, Papier und eine Agenda und fangen Sie an zu planen.

www.ingramcontent.com/pod-product-compliance
Lightning Source LLC
Chambersburg PA
CBHW070150290526
45789CB00002B/702